図解でわかる リハビリテーション

川手信行 編著

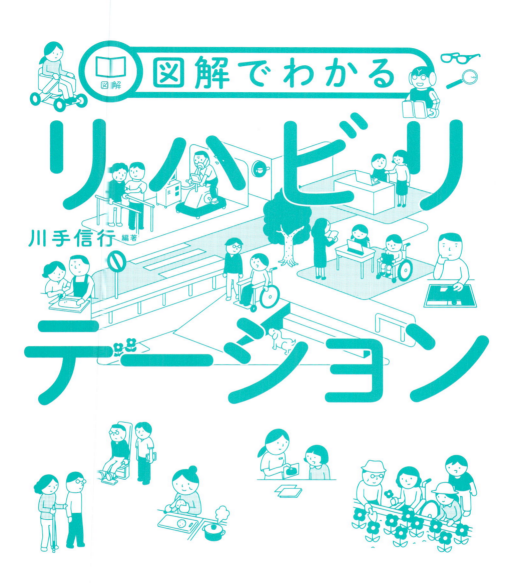

中央法規

はじめに

　リハビリテーションは、生まれつき障害のある子どもたちや、疾患や外傷により人生の途中でさまざまな障害をもってしまった人、加齢に伴う身体機能の低下によりさまざまな障害をきたした人が、いきいきとしたより良い生活が送れるように行われる治療、支援をいいます。

　医療のなかでに、リハビリテーション医学を学問的背景としたリハビリテーション治療が行われ、福祉のなかでは社会福祉制度を背景にしたリハビリテーション支援が行われます。

　このように、リハビリテーションは守備範囲が広く、多くの場面でかかわるものですが、あまりにも広い概念のため、実態がつかみにくいのも確かです。

　この本では、図や表を使いながらわかりやすくリハビリテーションについて解説していきます。また、わかりやすさを重視しつつも、できるだけ、リハビリテーションのエッセンスに近づけるよう編集いたしました。リハビリテーションに興味をもったときの入門書としてご活月いただければ幸いです。

　そして、リハビリテーションのエッセンスを知ることで、リハビリテーションに携わる人たちと一緒に支援を行うときの手助けとなり、生まれつき障害のある人や、病気やけがのために中途で障害をもってしまった人、高齢の人たちの、より良い生活を支えるための支援を行う際の一助になることを、心より願っております。

2025年1月

川手信行

図解でわかるリハビリテーション　目次

はじめに

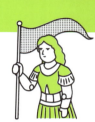

第 1 章　リハビリテーションの理念

- 01 リハビリテーションの本来の意味 …… 2
- 02 リハビリテーションの歴史 …… 4
- 03 リハビリテーションを支える理念①
  ノーマライゼーション・IL運動 …… 6
- 04 リハビリテーションを支える理念②
  完全参加と平等・多様性と包摂 …… 8
- 05 リハビリテーションを支える理念③
  エンパワメント・ストレングス …… 10
- 06 リハビリテーションの定義 …… 12
- 07 障害の捉え方（ICIDHからICFへ）…… 14

第 2 章 リハビリテーションの分野

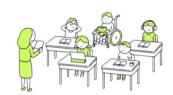

- 01 医学的リハビリテーション …… 18
- 02 社会的リハビリテーション …… 20
- 03 教育的リハビリテーション① 障害児教育 …… 22
- 04 教育的リハビリテーション② インクルーシブ教育 …… 24
- 05 職業的リハビリテーション① 職業訓練 …… 26
- 06 職業的リハビリテーション② 就労支援（移行・継続）…… 28
- 07 職業的リハビリテーション③ 福祉的就労 …… 30
- 08 総合的リハビリテーション …… 32

第 3 章 リハビリテーションを支える職種

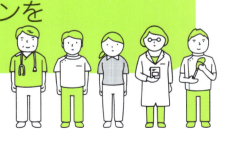

- 01 医師 …… 36
- 02 理学療法士 …… 38
- 03 作業療法士 …… 40
- 04 言語聴覚士 …… 42

- 05 看護職（看護師・保健師・認定看護師など）…… 44
- 06 義肢装具士 …… 46
- 07 薬剤師 …… 48
- 08 心理職（公認心理師・臨床心理士など）…… 50
- 09 管理栄養士 …… 52
- 10 視能訓練士 …… 54
- 11 介護支援専門員（ケアマネジャー）…… 56
- 12 医療ソーシャルワーカー（社会福祉士・精神保健福祉士など）…… 58
- 13 介護職（介護福祉士など）…… 60

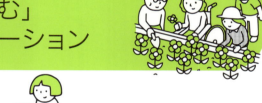

第4章 「活動を育む」リハビリテーション

- 01 「活動を育む」とは？ …… 64
- 02 ADLとAPDL、IADL …… 66
- 03 リハビリテーション医学 …… 68
- 04 理学療法 …… 70
- 05 作業療法 …… 72
- 06 言語聴覚療法 …… 74
- 07 摂食嚥下療法 …… 76
- 08 リハビリテーションにおける栄養 …… 78

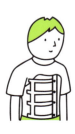

- 09 義肢装具療法 ---- 80
- 10 リハビリテーション看護 ---- 82
- 11 リハビリテーション工学①　バリアフリー・ユニバーサルデザイン ---- 84
- 12 リハビリテーション工学②　福祉用具 ---- 86
- 13 リハビリテーション工学③　ロボット ---- 88
- 14 職業訓練・就労支援 ---- 90
- 15 心理療法・カウンセリング ---- 92

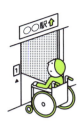

第5章　障害・疾患ごとのリハビリテーション

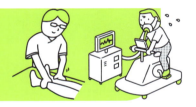

- 01 脳血管疾患のリハビリテーション ---- 96
- 02 運動器疾患のリハビリテーション ---- 98
- 03 心臓疾患のリハビリテーション ---- 100
- 04 呼吸器疾患のリハビリテーション ---- 102
- 05 摂食嚥下障害のリハビリテーション ---- 104
- 06 小児疾患のリハビリテーション ---- 106
- 07 精神科領域疾患のリハビリテーション ---- 108
- 08 視覚障害者のリハビリテーション ---- 110
- 09 聴覚障害者のリハビリテーション ---- 112

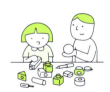
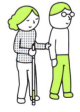

10 がんのリハビリテーション …… 114

11 四肢切断のリハビリテーション …… 116

12 高齢者のリハビリテーション
（フレイル・サルコペニア・ロコモティブシンドローム）…… 118

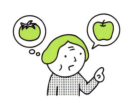

13 高次脳機能障害のリハビリテーション …… 120

14 認知症のリハビリテーション …… 122

第6章 さまざまな場でのリハビリテーション

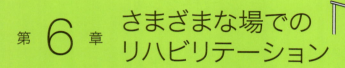

01 病院でのリハビリテーション①
急性期リハビリテーション …… 126

02 病院でのリハビリテーション②
回復期リハビリテーション …… 128

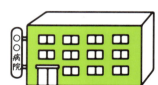
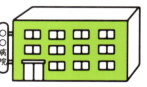

03 病院でのリハビリテーション③
生活期リハビリテーション …… 130

04 病院でのリハビリテーション④
終末期リハビリテーション …… 132

05 病院でのリハビリテーション⑤
外来でのリハビリテーション …… 134

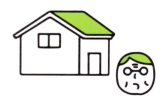

06 介護保険でのリハビリテーション①
訪問リハビリテーション …… 136

07 介護保険でのリハビリテーション② 通所リハビリテーション …… 138

第 7 章 リハビリテーションに関連する法律

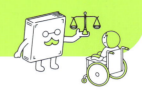

- 01 医療の法律① 医療法 …… 142
- 02 医療の法律② 医療保険制度に関する法律 …… 144
- 03 医療の法律③ 労災保険法 …… 146
- 04 介護保険法 …… 148
- 05 障害者基本法 …… 150
- 06 福祉六法① 生活保護法 …… 152
- 07 福祉六法② 児童福祉法 …… 154
- 08 福祉六法③ 身体障害者福祉法 …… 156
- 09 福祉六法④ 知的障害者福祉法 …… 158
- 10 福祉六法⑤ 老人福祉法 …… 160
- 11 福祉六法⑥ 母子及び父子並びに寡婦福祉法 …… 162
- 12 障害者総合支援法 …… 164
- 13 発達障害者支援法 …… 166
- 14 精神保健福祉法 …… 168
- 15 社会参加を支える条約や法律① 障害者権利条約 …… 170
- 16 社会参加を支える条約や法律② 障害者差別解消法 …… 172
- 17 社会参加を支える条約や法律③ バリアフリー新法 …… 174

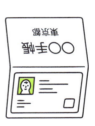

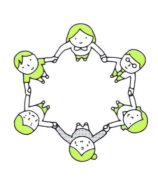

18 障害者雇用促進法 …… 176

索引／執筆者一覧

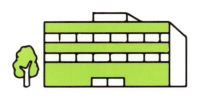

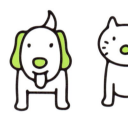

第 1 章

リハビリテーションの理念

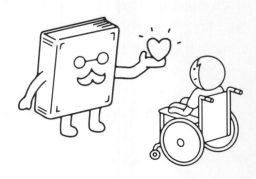

01

リハビリテーションの本来の意味

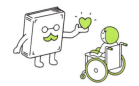

🟢 リハビリテーションって？

　皆さんは、リハビリテーションという言葉から何を連想するでしょうか？　マッサージ？　機能訓練？　運動療法？　温泉治療？　それとも機能回復でしょうか。いずれの連想も、リハビリテーションの本来の意味とは違います。リハビリテーションは英語で、rehabilitationと記します。「re」は接頭語の『再び』を、「ation」は接尾語で『〜すること』を意味します。間の「habilitate」はラテン語の「habilis」を表し、『ふさわしい、適した』という意味があります。つまり、rehabilitationは『再び○○○に適した（ふさわしい）状態にすること』という意味があります。

🟢 時代とともに変わるリハビリテーション

　この『再び○○○に適した（ふさわしい）状態にすること』という意味は、時代とともに変わってきました。中世では、キリスト教会の教えに背き破門された人が、再びキリスト教会の教えに従うための再教育過程をリハビリテーションといいました。百年戦争末期のフランスを救った英雄的少女であるジャンヌ・ダルクは、宗教裁判で火あぶりの刑に処せられ、その後、復権訴訟により『聖女』とされましたが、この裁判を「ジャンヌ・ダルクのリハビリテーション裁判」といいます。また、罪を犯した人が、服役し罪を償って社会復帰することもリハビリテーションといい、現在でも使われています。
　医療界では、第一次世界大戦で多くの戦傷者に対して、医学的な治療を施し、生活や職業の復帰を行うことをリハビリテーションと呼ぶようになりました。この頃から医療のなかで、現在の私たちの知るリハビリテーション、つまり「障害のある人々を再び社会に適した（ふさわしい）状態にすること」の意味で使われるようになりました。

リハビリテーションの意味 図

リハビリテーションって？

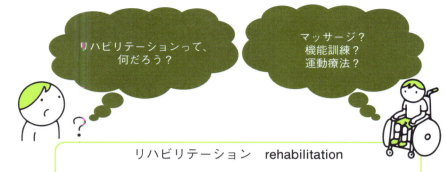

リハビリテーション　rehabilitation

re	「再び」
habilitate	「適する、ふさわしい」
ation	「すること」

⇨ 再び◯◯◯に適した（ふさわしい）状態にすること

リハビリテーションの意味の変遷

中世の頃は…

教会（キリスト教会）から破門された人が破門を取り消され、再び教会に復帰すること
（教会からの破門の取り消し）

近世の頃は…

罪を着せられた人の無実が明らかとなり、名誉を回復する意味で用いられた
ジャンヌ・ダルク（百年戦争末期のフランスを救ったの英雄的少女）
宗教裁判により魔女として火あぶりの刑に処せられた
⇒後に復権訴訟によって名誉を回復し、聖女とされた
（ジャンヌ・ダルクのリハビリテーション裁判）

20世紀には…

犯罪者が服役しその罪を償い再び社会に戻る意味に用いられた
（現在でも名誉回復・権利の回復という意味に用いられている）

医療現場で医学的に使われ始めたのは…

第一次世界大戦頃の欧米で、戦傷者に対する身体機能の回復や社会・職業への復帰を
リハビリテーションと呼んだ。これが現在の医療におけるリハビリテーションの始まり

01 リハビリテーションの本来の意味

02 リハビリテーションの歴史

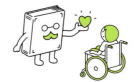

● 世界でのリハビリテーションの歴史

　前項でリハビリテーションという言葉の意味と、医療のなかでリハビリテーションという言葉が使われ始めたのは第一次世界大戦頃とお伝えしました。しかし、リハビリテーションの言葉は使われなかったものの、現在のリハビリテーションに近いことはそれ以前の歴史のなかでも行われてきました。例えば、古代ギリシアの医師であるヒポクラテスは、負傷した人たちの傷の手当と同時に、運動をすることを推奨しています。古代エジプト時代の、足の指の切断に対して作られた義足も発見されています。

● 日本のリハビリテーションの始まり

　日本において、現在に通ずるリハビリテーション医療・医学の始まりは1963（昭和38）年です。その年、海外留学から日本に戻ってきた医師やリハビリテーション医学・医療を志す医師が集まり、医師の学術団体としての日本リハビリテーション医学会が創立されました。同じ年、日本で初めての理学療法士・作業療法士の養成校が設立され、現在のリハビリテーション医療・医学のスタッフの養成が始まりました。また、福祉施策において、かつては障害のある人を保護するという考えから、障害のある人を隔離するコロニー政策をとっていましたが、1970年代になってノーマライゼーションの考え方が欧米から取り入れられたこともあり、障害者がともに生活できる社会づくりをしていこうという考え方のもと、リハビリテーション医療・医学の発展につながりました。
　それ以前の日本でも、障害のある子どもたちの教育と治療を一緒に行うという考えから、柏倉松蔵が1921（大正10）年に柏学園を設立。障害のある子どもたちに「療育」を開始しました。この「療育」も、現在のリハビリテーションに通じるものです。

リハビリテーションの歴史　図

リハビリテーションに通じる世界と日本の歴史

古代エジプトでは…
- 紀元前9〜7世紀頃のミイラの足に装着された義足が発掘

古代ギリシアでは…
- ヒポクラテスは負傷した人への傷の手当と同時に運動を推奨

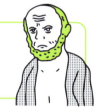
医学の祖
ヒポクラテス（紀元前5世紀頃）

日本では…

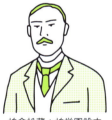
柏倉松蔵：柏学園設立

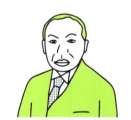
高木憲次：整肢療護園設立

- 高木憲次　柏倉松蔵らが障害児のための施設設立
- 1921（大正10）年　柏学園設立
- 1942（昭和17）年　整肢療護園設立　　療育の始まり
- 1963（昭和38）年　日本リハビリテーション医学会設立
- 　　　　　　　　　国立療養所東京病院附属リハビリテーション学院開設（清瀬）

理学療法士、作業療法士の養成がスタート

03
リハビリテーションを支える理念①
ノーマライゼーション・IL運動

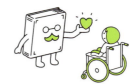

▶ ノーマライゼーション

　現在のリハビリテーションの根底を支える理念はたくさんありますが、ここから重要な六つを取り上げます。一つ目は**ノーマライゼーション**です。ノーマライゼーションは1950年代、デンマークのバンク・ミケルセンによって提唱されました。彼は多くの知的障害者が大型施設に収容され、社会から隔離された不当な扱いを受けていることに対し、健常者と同じように生活すべきだと訴えました。1960年代になると、スウェーデンのベンクト・ニィリエによってノーマライゼーションの八つの原理が提唱され、障害のある人であっても、住居や教育、労働環境、余暇の過ごし方など、日常の条件をできる限り障害のない人と同じようにすること目指しました。==障害者や高齢者など社会的弱者が健常者と同等に扱われ、ともに共存できる社会がノーマルな社会であるという考え方です。==日本においては、以前は社会的保護を目的に障害者を隔離するコロニー政策をとってきましたが、1970年代に社会福祉施策にこのノーマライゼーションの考えが取り入れられ、障害のある人の社会参加が進められるようになりました。

▶ 自立生活（IL）運動

　重度身体障害のあるエド・ロバーツがカリフォルニア大学バークレー校に入学するにあたり、学生寮や大学での生活ができなかったことをきっかけに、1970年代はじめに、**自立生活（IL：Independent Living）運動**が全米に広がりました。たとえ障害があったとしても、自分の人生は自分自身で決定し、自立して生きるものであり、障害者のニーズがどのようなものでそのニーズにどう応えるかは障害者自身が最も知っており、住んでいる社会のなかにできるだけ統合されるべきであるとしています。

現在のリハビリテーションを支える理念①

ノーマライゼーション

1958年デンマークのミケルセン、1969年スウェーデンのニィリエによって提唱。障害者や高齢者など社会的に不利を受けやすい人々が、社会のなかで他の人々と同じように生活し、活動することが社会の本来あるべき姿であるという考え方

ノーマライゼーションの父
バンク・ミケルセン

ノーマライゼーションの
八つの原理を提唱
ベンクト・ニィリエ

自立生活（IL：Independent Living）運動

1970年代〜障害者の権利平等化運動

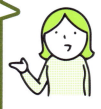

この運動における自立生活とは、「意思決定あるいは日常生活における他人への依存を最小限にするために、自分で納得できる選択に基づいて自らの生活をコントロールすることであり、それは自分の仕事を自分でやりとげること、地域社会のその日その日の生活に参加すること、一定の範囲内で社会的役割を果たすこと、自分で意志決定すること、他人への心理的あるいは身体的依存を最小限になるよう決意すること」などを含んだ考え方です。

04
リハビリテーションを支える理念②
完全参加と平等・多様性と包摂

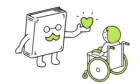

▶ 完全参加と平等

1981年の国連の**国際障害者年**のスローガンとして「**完全参加と平等**」が掲げられました。

完全参加とは障害者が社会に溶け込んでその能力を発揮し地域社会に寄与することであり、平等とは障害者が1人の人間として差別されてはならないことを示しています。障害者は、その障害の故に社会的にさまざまな困難や差別を受ける状況にあることを理解した上で、その人の人権を守り、障害のない人と同じ機会が与えられ、社会に参加できるしくみや制度を確立していこうという考え方です。障害があることが人の価値を下げるものではなく、たとえ障害があっても人としての価値は、障害のない人と同じであり、偏見・差別はあってはならず、1人の人間として認め合うことが大切です。

▶ 多様性と包摂

年齢、性別、人種、ライフスタイル、職業、宗教、価値観の違い、障害の有無など1人ひとり個々によってさまざまな違いがあることを「多様性：ダイバーシティ（Diversity）」といい、違っていて当たり前であるとお互いが認識し合い、社会のなかで溶け込むことを「包摂：インクルージョン（Inclusion）」といいます。

障害のある人を広く一般社会に受け入れるのはもちろん、そもそも社会は多様な人々が共存する場であり、障害者を含めて多様な人々が共存して、その違いを認め合いながら社会を構築することが本来の姿であるという考え方です。2006年に国連で議決され、2008年に発効された**障害者の権利に関する条約**（**障害者権利条約**）にも明記されました。

現在のリハビリテーションを支える理念②　図

完全参加と平等

1981年　国際障害者年のスローガンとして提唱

障害者は社会的弱者（救済や弱者保護の対象）ではなく、障害者は1人の人間としてその人格の尊厳性を回復する可能性をもつ存在であり、その人の自立は社会全体の発展に寄与する、という考え方です。

多様性と包摂

多様性（ダイバーシティ：Diversity）
個々によってさまざまな違いがあること

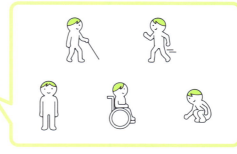

包摂（インクルージョン：Inclusion）
違いがあって当たり前であると
お互いが認識しあい、
社会のなかで溶け込むこと

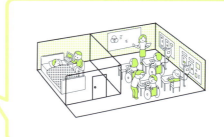

※いずれも障害者の権利に関する条約に明記された
（外務省の訳ではInclusionを「包容」としている）

04　リハビリテーションを支える理念②　完全参加と平等・多様性と包摂

05
リハビリテーションを支える理念③
エンパワメント・ストレングス

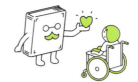

▶ エンパワメント

エンパワメント（Empowerment）は、対象者がもつ力を導き出すことをいいます。従来は、一般的にその力を導き出す援助や支援のことを指していましたが、現在では対象者自身が自己の力で問題を解決していく、対象者は自主的に参加する立場にあるという考え方が主流となっています。

たとえば、退院後の日常生活におけるリハビリテーションなどは、対象者本人が自主的に行うほうが効果的です。自身でセルフマネジメントをできない状態では、意欲も低下しており、継続的にリハビリテーションを実施することができません。本人が自主的に、積極的に日常生活を送ったりリハビリテーションを行っていけるよう、環境の整備や知識・技術の提供をとおし本人が設定した目標を達成できるよう援助し、対象者がもつ本来の力を発揮できるよう促していくことが大切であるという考え方です。

▶ ストレングス

ストレングス（Strengths）という言葉は、「強さ」「力」という意味ですが、1980年代の後半、アメリカの社会福祉領域において登場してきた「個人のもつ能力や強みに焦点を当て、対象者の価値を尊重し、対象者の力を引き出し、支えていこう」とする考え方です。

どのような人にでも、まだ発見されていない無限の潜在的な能力があり、個人のもつ能力に着目して、それらを発揮できるように促していく考え方で、リハビリテーションの根本的な考え方にも相通じるところがあります。

現在のリハビリテーションを支える理念③ 図

エンパワメント

その人がもつ力を導き出すこと

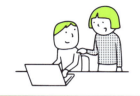

対象者自身が自主的、積極的に日常生活を送ったりリハビリテーションを行っていけるような働きかけです。
環境の整備や知識・技術の提供をとおして本人が設定した目標を達成できるよう援助し、本人がもつ本来の力を発揮できるよう促していくことが大切です。
個人へのエンパワメントのほか、社会や制度を変えていく、環境・社会へのエンパワメントなどもあります。

ストレングス

潜在的なものも含めた、その人がもつ力・強さ

信念や人柄、希望、可能性なども含む

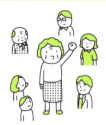

「個人のもつ能力や強みに焦点を当て、対象者の価値を尊重し、対象者の力を引き出し、支えていこう」とする考え方です。
また、かかわる家族や環境などにも強みがあることを前提にします。

エンパワメントもストレングスも、1970〜1980年代のアメリカで登場してきた視点です。

06 リハビリテーションの定義

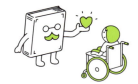

▍全米リハビリテーション評議会の定義

　リハビリテーションの定義はたくさんありますが、世界的に知られた定義として、1942年の全米リハビリテーション評議会の定義があります。「リハビリテーションとは、障害を受けた人を、彼のなし得る最大の身体的、精神的、社会的、職業的、経済的な能力を有するまでに回復させることである」という定義です。

　すなわち、**障害者の身体的な回復のみではなく、精神的な面を含め社会的・職業的・経済的な面においても、より良くする上で必要なあらゆる能力を最大限に回復すること**であるとしています。

▍WHOの定義、日本リハビリテーション医学会の定義

　1981年の世界保健機関（WHO）の定義では、「リハビリテーションは能力低下やその状態を改善し、障害者の社会的統合を達成するためのあらゆる手段を含んでいる。さらにリハビリテーションは障害者が環境に適応するための訓練を行うばかりでなく、障害者の社会的統合を促すために全体としての環境や社会に手を加えることも目的とする。そして、障害者自身、家族、彼らが住んでいる地域社会が、リハビリテーションに関係するサービスの計画や実行にかかわり合わなければならない」とし、**障害者が社会に参加していくとともに、地域社会全体で受け入れていく体制づくりを提唱**しています。

　また、日本リハビリテーション医学会では、リハビリテーション医学は**「活動を育む医学」**であり、「**病気や外傷の結果生じる障害を医学的に診断治療し、機能回復と社会復帰を総合的に提供すること**」と提唱しています。

リハビリテーションの主な定義　図

さまざまなリハビリテーションの定義

全米リハビリテーション評議会の定義（1942年）
リハビリテーションとは障害を受けた者を、彼のなし得る最大の身体的、精神的、社会的、職業的、経済的な能力を有するまでに回復させることである

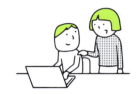

世界保健機関（WHO）の定義（1981年：国際障害者年）
リハビリテーションは能力低下やその状態を改善し、障害者の社会的統合を達成するためのあらゆる手段を含んでいる。さらにリハビリテーションは障害者が環境に適応するための訓練を行うばかりでなく、障害者の社会的統合を促すために全体としての環境や社会に手を加えることも目的とする。そして、障害者自身、家族、彼らが住んでいる地域社会が、リハビリテーションに関係するサービスの計画や実行にかかわり合わなければならない

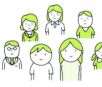

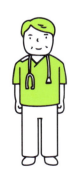

日本リハビリテーション医学会では、
リハビリテーション医学を
● 活動を育む医学
● 病気や外傷の結果生じる障害を医学的に診断治療し、機能回復と社会復帰を総合的に提供すること
と提唱しました。

07

障害の捉え方
（ICIDHからICFへ）

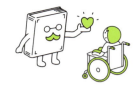

▶ 国際障害分類（ICIDH）

　障害とは、「身体的・精神的原因によって、長期間にわたり日常生活や社会生活が困難である状態」です。すなわち、疾病や外傷があること自体も重要なことなのですが、それらによって、身体や精神のはたらきに異常をきたし、さらに日常生活のなかでできていたことができなくなり、社会での活動が困難になることも人にとっては大変重大な問題だということです。WHOでは、1900年に**国際疾病分類（ICD）**を発表しましたが、これは疾病や傷害に対する分類であったため、障害についてまで言及していませんでした。1980年、WHOは、疾病や傷害だけでなく障害についての分類も必要であるとして、**国際障害分類（ICIDH）**を採択し、障害を**「機能障害」「能力低下」「社会的不利」**の三つのレベルに分類しました。

▶ 国際生活機能分類（ICF）

　さらにWHOは2001年、ICIDHでは障害を捉えるのは不十分であるとし、生物学的、個人的、社会的な観点から障害を捉えていく統合モデルの概念のもと、ICIDHに代わっての**国際生活機能分類（ICF）**を導入しました。ICFは、人の健康状態を生活機能の三つの構成要素である心身機能・身体構造、活動、参加と背景因子である環境因子及び個人因子の各構成要素間の相互作用で全体的に捉えることができます。また、三つの構成要素は肯定的側面（できること・プラス面）と否定的要素（できないこと・マイナス面）の両面を評価できます。ICIDHが障害という否定的側面のみだったのに対し、ICFは肯定的側面も含めて評価が可能で、医療だけでなく、保健・福祉など幅広い対象者に用いることが可能なため、リハビリテーション分野でも広く用いられています。

ICIDHとICF 図

ICIDH

ICIDH（International Classification of Impairments, Disabilities and Handicaps：国際障害分類）・・・1980年にWHOが提唱

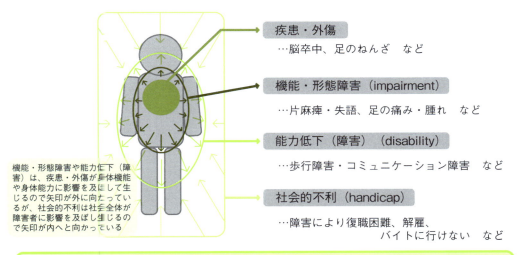

- 疾患・外傷
  …脳卒中、足のねんざ　など
- 機能・形態障害（impairment）
  …片麻痺・失語、足の痛み・腫れ　など
- 能力低下（障害）（disability）
  …歩行障害・コミュニケーション障害　など
- 社会的不利（handicap）
  …障害により復職困難、解雇、バイトに行けない　など

機能・形態障害や能力低下（障害）は、疾患・外傷が身体機能や身体能力に影響を及ぼして生じるので矢印が外に向かっているが、社会的不利は社会全体が障害者に影響を及ぼし生じるので矢印が内へと向かっている

ICF(International Classification of Functioning, Disability and Health)の生活機能モデル

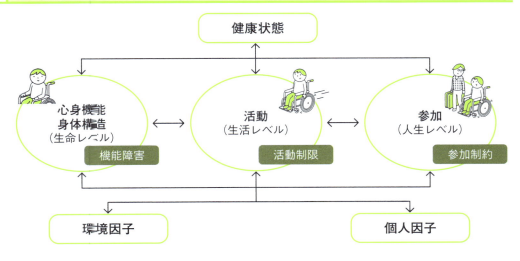

07 障害の捉え方　（ICIDHからICFへ）

第 1 章参考文献

● 厚生労働省「『国際生活機能分類—国際障害分類改訂版—』（日本語版）の厚生労働省ホームページ掲載について」

第 2 章

リハビリテーションの分野

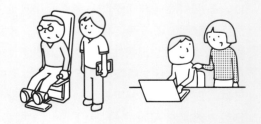

01 医学的リハビリテーション

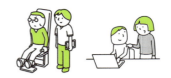

▍医学的リハビリテーション

　これまで解説したように、リハビリテーションは障害（麻痺など）の治療とともに、環境と障害者の適合を目指します。そのためのアプローチとして、**医学的**（疾病や外傷による障害にアプローチ）・**教育的**（障害児等への教育）・**職業的**（職業能力評価や訓練、就労支援）・**社会的**（社会参加のためのアプローチや環境調整）手段の四分野があります。**医学的リハビリテーション**では、リハビリテーション領域の専門職（主にリハビリテーション科医師、理学療法士、作業療法士、言語聴覚士、義肢装具士、看護師、医療ソーシャルワーカーなど）により、さまざまな障害に対する機能回復訓練を行います。近年では、医療においてキュア（Cure：治癒）のみならずケア（Care：自立と介護）が重視されるようになり、医学的リハビリテーションの適応範囲が拡大しています。そのため、急性期・回復期・生活期（維持期）の三つの時期で、「障害へのアプローチ」と「障害者を取り巻く環境や人々へのアプローチ」が互いになされています。

▍各時期で行われる医学的リハビリテーション

　急性期では、発症から急性期病院での疾病や外傷に対する医学的治療とあわせ、安静による廃用症候群を予防し機能回復を促すため、ベッドサイドやリハビリ室で行われ、医学的管理による適切なリスクマネジメントが必要です。回復期は、状態が安定した患者に機能障害や日常生活活動（ADL）の回復、在宅・社会復帰を目標とし、回復期リハビリテーション病院等で総合的かつ集中的なリハビリテーションを行います。生活期では、在宅及び地域でのリハビリテーションの継続と健康の維持のため、在宅や病院・施設で機能や ADL の維持と向上、実際の状況に合わせた生活の再構築を促します。

四つの分野と医学的リハビリテーション　図

リハビリテーションの四つの分野

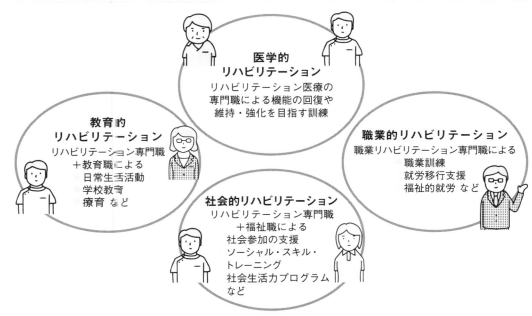

医学的リハビリテーションの流れ

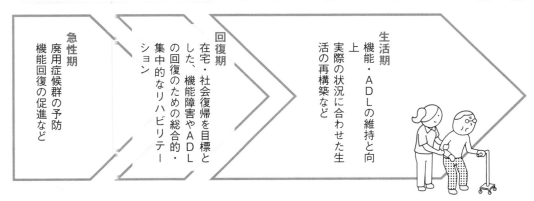

障害へのアプローチ　＋　障害者を取り巻く環境や人々へのアプローチ

02 社会的リハビリテーション

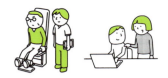

▶ 社会的リハビリテーションの重要性

社会的リハビリテーションでは、リハビリテーションの専門職と福祉職が協力し、障害者が円滑に生活し、社会参加が可能になるよう援助等を行います。障害者福祉の原則である「障害者が地域で自立して生活する権利」を保障するには、医学的リハビリテーションによる心身機能の回復のみならず、社会的リハビリテーションの視点に基づき、障害者を取り巻く社会環境や、かかわる人々のコーディネートがポイントとなります。

なぜなら、もし運動障害が改善し身体が動くようになっても、認知機能障害が残れば、それだけで社会参加は難しくなるからです。さらに障害者が、病院や施設での医学的リハビリテーションなどに割く時間が長ければ長いほど、社会的コミュニケーションや交流、行動経験に影響するため、社会的リハビリテーションは極めて重要となります。

▶ 社会的リハビリテーションの具体例

実際の社会的リハビリテーションでは、社会性の形成を目的として、「**ソーシャル・スキル・トレーニング**（ルールのあるゲームやロールプレイなどによりコミュニケーション能力や対人関係を築く力を身につける）」や「**社会生活力プログラム**（障害者がグループワークや体験学習などによって社会生活力を身につける）」などを通じて、自分と障害を理解した上で、適切な社会福祉サービスを活用することを目指します。自己の生活（健康管理、食生活など）を確立して、人生のさまざまなイベント（教育と学習、就労生活、恋愛・結婚・子育て、外出・余暇活動など）や地域・社会に参加していくために必要なスキルを向上させていくのです。

社会的リハビリテーションの例　図

ソーシャル・スキル・トレーニング（SST）

認知行動療法に基づき、対人関係を良好に維持する技能を身につけ、ストレス対処や問題解決ができるスキルを習得する方法です。障害の有無にかかわらずすべての人に適応できます。

実施方法の例	方法・効果
ゲーム	決められたルールのなかで、相手とのコミュニケーションをとる。勝ち負けの結果を受け入れる
ディスカッション・ディベート	自分と他の人との価値観や考え方の違いに気づく。自分の意見を伝え、他者の意見を聞いた上で、協力する姿勢が身につく
ロールプレイ	実際の生活や職場での困難を想定し、どう行動するかを練習する。課題となるソーシャルスキルをトレーニングできる
共同活動（共同行動）	「一緒に料理を作る」などの活動を行うプロセスで他者と相談する、役割分担をする、助け合うなどのスキルを学ぶ

ソーシャル・スキル・トレーニングが行われる主な領域

- 精神科領域　● 教育領域　● 就労支援関連領域　● 矯正教育領域
- 更生保護領域　● 産業領域（職場でのメンタルヘルス）　など

社会生活力プログラム

社会生活力は、さまざまな社会的な状況のなかで、自身のニーズを満たし、豊かな社会参加を実現する権利を行使する力のこと。その力を身に着ける方法として、日本では「社会生活力プログラム」などがある

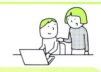

「社会生活力プログラム」等で取り組むテーマ（モジュール）の例

- 健康管理　● 食生活　● セルフケア　● 金銭管理
- 掃除・整理　● 自分の理解　● 障害の理解　● 人間関係
- コミュニケーション　● 教育と学習　● 就労生活
- 恋愛・結婚・子育て　● 地域生活・社会参加　● 社会保障制度
- 支援の活用　など

02　社会的リハビリテーション

03 教育的リハビリテーション①
障害児教育

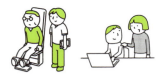

■ 複層的に行われる教育的リハビリテーション

教育的リハビリテーションは、教員などの教育職とリハビリテーション専門職が主体となり、障害児等に対し、福祉・医療の施設などで行われる**日常生活活動**（ご飯を食べる、トイレに行く、着替えるなどの、生活を送るのに必要な基本的な活動）や、**学校教育**のなかで行われます。学校教育では、いずれの教育の場を利用するかは、教育委員会との相談の上、健康診断、面談、専門家の意見、特別支援教育コーディネーターの支援を受けて決定します。児童の成長発達や安心安全な学校生活、保護者の負担を鑑みる上で教育の場の選択は重要で、こうした場の利用は増加傾向です。

特別支援学校と通常学級との交流や共同学習、学校での医療的ケアが必要な障害児への適切なケアの提供も進んできています。病院によっては、入院中の障害児のために院内学級が設置され、一方で放課後等デイサービスによる学童保育のなかで障害児の集団生活への適応や自立支援、保護者の負担軽減などが図られています。

■ 生涯にわたる教育の視点

このように幼少期、小・中・高では、さまざまな選択肢が存在し、それ以降の進路は、大学などへの進学、一般就労や福祉的就労、専修学校や障害者職業能力開発校などの教育訓練機関、各種福祉施設（障害者支援施設等）、法外施設（地域の作業所等）などにつながっていき、利用サービスは児童福祉法に基づくものから障害者総合支援法に基づくものに切り替わります。教育的リハビリテーションでは、将来にわたって継続する教育（生涯教育）や障害児の社会活動支援が行われ、「文部科学省　障害者活躍推進プラン」（2019（平成31）年）にも生涯学習の推進が謳われています。

教育的リハビリテーション　図

教育的リハビリテーションを行う場

日常生活活動

療育センター
児童発達支援センター
障害児通所支援
　児童発達支援、放課後等デイサービス、保育所等訪問支援
障害児入所施設（福祉型、医療型）
障害児を受け入れる保育園や
自治体の支援

など

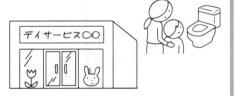

学校教育

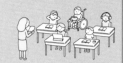

- 特別支援学校（通学困難な場合の教員による派遣指導も含む）
- 特別支援学級（高等学校には未設置）
- 通常学級
- 通級指導教室（通常学級に在籍しながら障害に応じた特別指導を受ける）

など

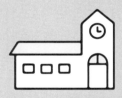

その他

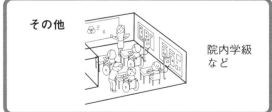

院内学級
など

このほか、教育的リハビリテーションには、生涯教育や社会活動の支援など、幅広い視点が含まれます。

04 教育的リハビリテーション②
インクルーシブ教育

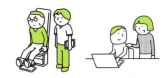

▶ 障害児への教育の変遷

インクルーシブ教育とは、障害などの有無やさまざまな違いにかかわらず、多様な児童が同じ環境で学習し、分け隔てなくともに生活をすることです。2006年の国連総会で採択された**障害者の権利に関する条約（第24条）**に基づいています。誰もが自らと異なる価値観や個性を受け入れ、社会参加や社会貢献による活躍が可能な**共生社会**の形成に向け、インクルーシブ教育は必要不可欠です。日本では2007（平成19）年の学校教育法の改正により特殊教育から特別支援教育への転換があり、幼少期から障害児と健常児がともに教育を受ける環境は少しずつ整備されてきました。一方で2022（令和4）年に国連の障害者権利委員会が日本政府に対し、障害児を分離した特別支援教育の中止勧告や、合理的配慮の不足を指摘し、共生社会に向けたインクルーシブ教育のシステム構築を求めました。

▶ インクルーシブ教育の推進

このインクルーシブ教育システムの形成のため、国は特別支援教育を推進し、就学相談・就学先決定のあり方に関する制度改革、教職員の専門性向上のための方策、必要な環境整備の実施、合理的配慮の充実などを目指しています。障害児にとって過ごしやすい環境と、多様な教育の場における双方向で切れ目のない学習、すべての子どもが達成感をもって生きる力を身につける学習の実現が重要です。さらにインクルーシブ教育への積極的な参加のために、リハビリテーションにおける機能障害や日常生活活動の改善、通学や校内での生活に即した補装具や福祉機器の導入と環境評価・整備も大切になります。

これまでの教育とインクルーシブ教育　図

さまざまな教育

教育の種類	概要・考え方
特殊教育	● 障害の種類や程度に対応した教育の場で行われる（盲・聾・養護学校等） ● 教育の機会を確保するため、障害の重い、あるいは障害の重複する子どもの教育を中心に整備された側面がある
特別支援教育 （2007（平成19）年〜）	● 発達障害を含む、より広範な障害のある子どもを対象とする ● 一人ひとりの教育的ニーズに応じた支援を行う ● 特別な支援を必要とする子どもが在籍するすべての学校において実施される
インクルーシブ教育 	● 多様な子どもたちがいることを前提とし、その多様な子どもたちがともに学ぶしくみ ● 障害のある子が一般教育から排除されず、生活する地域で初等中等教育の機会が与えられる ● 個人に必要な「合理的配慮」が提供される

「共生社会の形成に向けたインクルーシブ教育システム構築のための特別支援教育の推進（報告）」で示された考え方

この報告では、共生社会の形成に向け、障害者の権利に関する条約に基づくインクルーシブ教育システムの理念が重要で、その構築のため、以下の1から3までの考え方に基づき、特別支援教育を発展させていくことが必要としました。

1. 障害のある子どもが、その能力や可能性を最大限に伸ばし、自立し社会参加することができるよう、医療、保健、福祉、労働等との連携を強化し、社会全体のさまざまな機能を活用して、十分な教育が受けられるよう、障害のある子どもの教育の充実を図ることが重要である

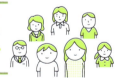

2. 障害のある子どもが、地域社会のなかで積極的に活動し、その一員として豊かに生きることができるよう、地域の同世代の子どもや人々の交流等を通して、地域での生活基盤を形成することが求められている。このため、可能な限りともに学ぶことができるよう配慮することが重要である

3. 特別支援教育に関連して、障害者理解を推進することにより、周囲の人々が、障害のある人や子どもとともに学び合い生きるなかで、公平性を確保しつつ社会の構成員としての基礎を作っていくことが重要である。次代を担う子どもに対し、学校において、これを率先して進めていくことは、インクルーシブな社会の構築につながる

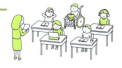

05 職業的リハビリテーション①
職業訓練

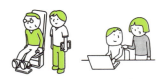

▶ 障害者にとっての就労の意義

「障害者の雇用の促進等に関する法律」や国際労働機関（ILO：International Labour Organization）の「障害者の職業リハビリテーション及び雇用に関する条約」（1983年）に示される職業的リハビリテーションでは、いずれも障害者が適切に就労し、それを継続することを目的としています。職業的リハビリテーションでは、**職業相談**から始まり、職業リハビリテーション専門職による能力評価と対応する職業訓練、さらに職業能力開発や職業指導・紹介が行われます。また、**ジョブコーチ**（職場適応援助者）による職場での支援も行われます。障害者にとっての就労は、報酬を得て生計を立てることが可能なだけでなく、健康や生活リズムの維持、他者との関係構築や社会との連帯、自尊心や自己効力感の獲得、承認欲求の充足等さまざまなメリットがあります。

▶ 職業訓練にかかわる機関

職業訓練は障害者職業センター、障害者職業能力開発校、職業能力開発センター、各種職業訓練校や機関などを中心に、障害者就業・生活支援センターやハローワークと連携して包括的に実施されます。リハビリテーションにおいては、**生活自立訓練**や支援に加え、障害者の職業的な自立に結び付けるため、本人の心身機能や生活状況、さまざまな特性と職業とのマッチングを図って、職業リハビリテーション専門職との連携と適切な福祉サービスの利用を推進していくことが大切です。今後は、疾患や外傷による後遺障害の複雑化やがんサバイバーの存在、精神障害者や医療的ケアが必要な児童の多様化などにより、リハビリテーションにおける職業訓練の必要性がさらに増加するものと思われます。

職業的リハビリテーションと職業訓練 図

職業的リハビリテーションの目的

障害者の職業リハビリテーション及び雇用に関する条約（国際労働機関（ILO）、1983年 ※日本は1992年に批准）	障害者が適当な職業に就き、これを継続し及びその職業において向上することを可能にし、それにより障害者の社会における統合または再統合の促進を図ること
障害者の雇用の促進等に関する法律（障害者雇用促進法）（1960（昭和35）年施行）	職業リハビリテーションの措置その他障害者がその能力に適合する職業に就くこと等を通じてその職業生活において自立することを促進するための措置を総合的に講じ、もって障害者の職業の安定を図ること

障害者の職業訓練の主な担い手

障害者就業・生活支援センター
就業と生活の両面にわたる一体的な相談・支援

ハローワーク
職業相談・職業紹介・求職登録・公共職業訓練・職場適応訓練・委託訓練、トライアル雇用事業、継続雇用の支援 助成金の案内など

障害者　事業主

障害者職業センター
職業カウンセリング、職業評価、職業準備支援、ジョブコーチ支援事業、精神障害者の職場復帰支援など

障害者職業能力開発校／職業能力開発センター／職業訓練校等
公共職業訓練、委託訓練など

自立・安定した職業生活

包括的な連携・支援

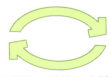
福祉事務所
保健所
医療機関
就労移行支援事業所・就労継続支援事業所
など

※2025（令和7）年10月より「就労選択支援事業所」もスタート予定

05 職業的リハビリテーション① 職業訓練

06 職業的リハビリテーション②
就労支援（移行・継続）

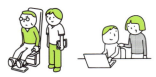

さまざまな就労形態と支援の目的

就労には、**一般就労**（労働者が雇主と雇用契約を結ぶもの）と**福祉的就労**（一般就労が難しい障害者が福祉施設で就労するもの）があり、一般就労にはさらに、**一般雇用**と**障害者雇用**の2つの形態があります。就労支援においても、その障害者に適した就労の形態と定着が重要となります。障害者の一般就労が可能となる基準として以下のようなものがあります（**就労準備性**）。①医学的に病状が安定し、日常生活動作が自立して生活リズムが整っている、②自発的に働く意思がある、③1人で交通機関を安全に利用し、5～6時間の作業と通勤を1週間継続できる体力（障害者雇用では最低週20時間勤務できる体力）がある、④自己の障害を正しく理解し、それを補って仕事をすることが可能、⑤感情をコントロールできること、などです。

就労支援の具体的な流れ

例えば、中途障害者（疾患や外傷で後天的に障害を有した者）の就労支援では、就労の実現と継続を目標に、職場への復帰と適正配置、環境整備による職場定着を支援し、就労準備訓練などを行います。また、一般就労が難しい場合は、障害者総合支援法に基づく「訓練等給付」の**就労移行支援**事業で通常の企業・事業所に雇用されることが可能と見込まれる障害者に、就労に向けた訓練、生産活動などの提供や職場体験実習、障害適性に合った職場提示と求職活動の支援、就職後定着に必要な相談などを行います。さらに同給付の就労定着支援事業で、就労移行支援などで一般就労へと移行した障害者に、その就労継続のために、就労に基づく生活課題を把握し、企業・事業所などとの調整、社会生活上の問題への相談・助言・指導などの支援をします。

就労支援 図

一般就労に向けて重要なポイント(就労準備性)

基準の例	確認項目
①医学的に病状が安定し、日常生活動作が自立して生活リズムが整っているか	●規則正しい生活ができるか ●服薬管理ができるか ●体調不良時に対処できるか ●身だしなみができるか　など
②自発的に働く意思があるか	●勤労意欲、作業意欲がどの程度強いか
③1人で交通機関を安全に利用し、5〜6時間の作業と通勤を1週間継続できる体力(障害者雇用では最低週20時間勤務できる体力)があるか	●交通機関を利用して不測の事態に対処できた経験があるか ●1日何時間勤務できる持続力があるか　など
④自己の障害を正しく理解し、それを補って仕事をすることが可能か	●どの程度自分の障害や症状を正しく理解しているか　など
⑤感情をコントロールできるか	●感情がどの程度安定しているか　など

就労支援の流れの例(中途障害者)

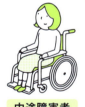

中途障害者

→

●職場への復帰と適正配置の支援
●環境整備による定着支援
●回復期・生活期リハビリテーションでの就労準備訓練　など

ハローワークの斡旋によるトライアル雇用制度(原則3か月の試用雇用により、期間の定めのない雇用に移行可能か判断する制度)もあり、企業への助成金もあるため、よく利用されています。

⇩

一般就労が難しいが「訓練等給付」の就労移行支援事業で
企業等での雇用が可能と見込まれる場合

【就労移行支援事業】
●就労に向けた訓練
●生産活動や職場体験実習
●障害適正に合わせた職場の提案
●求職活動の支援
●就職後の定着のための相談

→ 就労 →

(就労定着支援事業)
●就労継続のための生活課題の把握
●企業等との調整
●社会生活上の問題への相談・助言・指導　など

06 職業的リハビリテーション②　就労支援(移行・継続)

07 職業的リハビリテーション③
福祉的就労

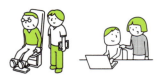

▶ 福祉的就労の目的

福祉的就労は、前項で解説した一般の企業や事業所ではなく、福祉施設に就労するものです。障害者が通常の職場環境への適応が困難な場合に、障害の特性と心身能力・生活状況や個々のニーズに合わせた柔軟な就労機会を提供して、個別に必要な援助や支援を受けながら職業技術を獲得し、仕事の内容や勤務時間を調整して自らのペースで働くことできるように工夫された福祉サービスです。障害者の社会参加を促して一般就労への移行を図ります。

▶ 福祉的就労の具体的な内容

福祉的就労は、障害者総合支援法に基づく障害者福祉サービスの訓練等給付に基づき、**就労継続支援**（A型・B型）、**地域活動支援センター**などがあります。パンや菓子の製造、軽作業、パソコン入力などの仕事を行うほか、就労に必要な知識や技能を習得できることが特色です。就労継続支援A型は雇用型で、通常の企業等に雇用されることが困難なものの、雇用契約に基づく適切な支援により就労が可能な障害者に対し、雇用契約締結による就労・生産活動の機会の提供、就労への訓練を行います（原則、最低賃金を保障）。B型は非雇用型で、通常の企業等に雇用されることが困難であり、雇用契約に基づく就労が困難であったり、就労移行支援を利用したが通常の企業等に雇用されなかった障害者などに対し、生産活動の機会の提供や就労への訓練を行います（工賃の支払い）。地域活動支援センターは、障害者に生産的・創造的活動や地域社会との交流機会を提供します。生産活動などに対し工賃が支払われる場合もあります。なおこれらの施設での就労訓練などの後に一般就労に移行するケースも増加しています。

福祉的就労の場　図

福祉的就労の場

種別	雇用契約	対象	内容	報酬の形態 平均報酬
就労継続支援 A型事業所	あり	原則18歳〜65歳未満で、通常の企業・事業所に雇用されることが困難なものの、適切な支援により、雇用契約に基づく継続的な就労が可能な障害者 （具体例）特別支援学校を卒業して就職活動を行ったが、企業等の雇用に結びつかなかった人など	雇用契約締結による就労機会と生産活動機会の提供、就労への訓練などを行う	原則最低賃金を超える賃金（給料） 83,551円（2022年）
就労継続支援 B型事業所	なし	通常の企業・事業所に雇用されることが困難な障害者のうち、雇用契約に基づく就労が困難な障害者など（年齢制限なし） （具体例）就労移行支援事業を利用した結果、本事業の利用が適当と判断された人など	就労機会と生産活動機会の提供、就労への訓練などを行う	工賃 17,031円（2022年）
地域活動支援センター	なし	地域活動支援センターのある市区町村等に住んでいる障害者 ※手帳の有無など、自治体により利用条件が異なる	創作的活動や生産活動の機会、社会との交流機会の提供	工賃（生産作業を行った場合発生する場合もある） 3,849円（2021年4月）

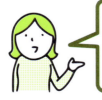

2022（令和4）年の法改正により、就労継続支援A型、B型を利用する場合は、今後は「就労選択支援」の利用が前提になります。
- A型事業所の利用については2025（令和7）年10月から
- B型事業所の利用については2027（令和9）年から

適用される予定です。

07　職業的リハビリテーション③　福祉的就労

08 総合的リハビリテーション

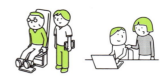

総合的リハビリテーションとは

　総合的リハビリテーションを考える際、「リハビリテーション」という言葉のもつ意味を改めて確認することが重要です。第1章で解説したリハビリテーションの概念（障害者が身体・精神・社会・職業・経済などにおける能力を可能な限り最大に回復すること）を実現するためには、障害に対して医学の分野だけでなくそれ以外の分野が連携して、それぞれの分野がもつ価値観に基づき解決していかなければなりません。

　そのために本章で解説した医学的・教育的・職業的・社会的リハビリテーションの四つの分野、そして「全人間的復権」であるリハビリテーションを達成する多彩な分野（生活を支援し豊かにする「介護福祉」、障害者をサポートする「リハビリテーション工学」、同じ障害者の存在による相互の支援である「ピアサポート」など）が協力して包括的に行うのが、**総合的リハビリテーション**です。

総合的リハビリテーションのゴールに向けて

　総合的リハビリテーションのゴールは、障害者自身が望むインクルーシブな共生社会への完全参加を目標に、障害者や取り巻く人々、環境（一般社会を含む）を対象にして、障害者やかかわる機関、リハビリテーションの専門職がともに、前述した多種多様な分野で障害者のニーズに対応したアプローチをすることです。人にとってスタンダードな社会生活への到達を目指していくことが総合的リハビリテーションといえます。そこで大切なのは、各分野のアプローチが障害者の実際の生活フィールドで行われること（**地域リハビリテーション**など）と、障害者のさまざまな時点・状況に応じ、各々の分野がシームレスかつ経時的につながったり、横断的に同時並行で提供されることです。

総合的リハビリテーション 図

総合的リハビリテーションの概要

総合的リハビリテーション

- 医学的リハビリテーション
- 社会的リハビリテーション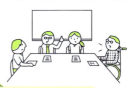
- 教育的リハビリテーション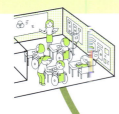
- 職業的リハビリテーション
- リハビリテーション工学
- ピアサポート
- 介護福祉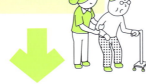

環境（社会を含む）
障害者（当事者）
家族

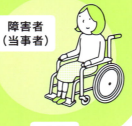
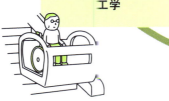

全人間的復権

身体・精神・社会・職業・経済などにおける能力を
可能な限り最大に回復する

第 2 章参考文献

- 中央教育審議会「共生社会の形成に向けたインクルーシブ教育システム構築のための特別支援教育の推進（報告）」2015年
- 上田敏・伊藤利之監『標準リハビリテーション医学　第 4 版』医学書院、2023年
- 厚生労働省発表「就労移行支援のためのチェックリスト」2016年
- 厚生労働省「令和 4 年度工賃（賃金）の実績について」2024年
- きょうされん「＜第 3 回＞新型コロナウイルスの影響に関する生産活動・利用者工賃実態調査報告」2021年

第 3 章

リハビリテーションを支える職種

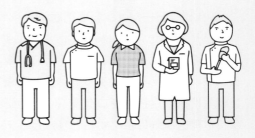

01 医師

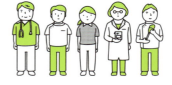

▶ リハビリテーション科医の役割

　医師は、医師法に定められた診断・治療などの医業を行う専門職ですが、なかでもリハビリテーション科医は、文字通りリハビリテーション医療を専門とする医師です。リハビリテーション治療が必要となった主たる病態だけでなく、基礎疾患、合併症、栄養状態、身体所見、心理状態など患者の全身状態を多面的かつ細かく把握し、加えて社会背景等も加味し適切なリハビリテーションプログラムを立案する役割を担います。治療立案に必要な検査情報として、画像情報、電気生理学的検査情報、神経心理学的検査情報、採血データ情報などの収集を行います。なかでも、嚥下造影検査（VF）、嚥下内視鏡検査（VE）、筋電図、一部の神経心理学的検査などはリハビリテーション科医自身が実施します。治療開始時や治療方針の見直しを行う目的で定期的に実施する多職種カンファレンスでは、チームリーダーとして議論の進行・まとめ役を担います。回復期リハビリテーション病棟等では、主治医として全身管理も行います。また開業医として地域医療に貢献するリハビリテーション科医も存在します。

▶ リハビリテーション科専門医

　リハビリテーション科専門医は、活動及び障害診療のスペシャリストであり、「病気や外傷の結果生じる障害を医学的に診断治療し、機能・能力回復と社会復帰を総合的に提供することを専門とする医師」と定義できます。初期臨床研修後にリハビリテーション科専門医を目指すプログラム（後期研修）で3年間の研修を経て、リハビリテーション科専門医試験に合格するとリハビリテーション科専門医となれます。2024（令和6）年1月の時点で2,939名のリハビリテーション科専門医が全国で活躍しています。

リハビリテーション科医の役割　図

チームリーダーとしてのリハビリテーション科医

理学療法士　　　各担当診療科の医師　　　薬剤師

作業療法士　　　　　　　　　　　　　心理職（公認心理師・臨床心理士など）

言語聴覚士　　　　　　　　　　　　　医療ソーシャルワーカー（社会福祉士・精神保健福祉士など）

義肢装具士　　　リハビリテーション科医　　　介護支援専門員（ケアマネジャー）

看護職（看護師・保健師・認定看護師など）　　　　　　　介護職（介護福祉士など）

リハビリテーション医療のチームリーダー！

管理栄養士　　　歯科医師　　　歯科衛生士・その他の職種

リハビリテーション科医師自身で行う主な検査

嚥下造影検査（VF：videofluoroscopic examination of swallowing）

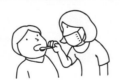

摂食嚥下障害の疑いがある場合に、バリウムを混ぜた飲み物・食べ物を食べてもらい、食物の取り込み～胃に運ばれるまでの動きをレントゲン透視装置で観察する

嚥下内視鏡検査（VE：videoendoscopic evaluation of swallowing）

鼻腔ファイバースコープという内視鏡をのど（咽頭）に挿入し、食物の飲み込み（嚥下の様子）を観察する。唾液や喀痰の貯留の有無、食物を飲み込んだ後の咽頭内への食物の残留の有無や気管への流入（誤嚥）などを確認する

筋電図検査

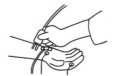

筋肉や神経に異常がないかを調べるための、筋肉や神経の信号の伝わり方を記録する検査。筋肉を動かしてもらったり、神経に電気的刺激をしたりすることにより、神経や筋肉に生じる電気的活動を記録する

神経心理学的検査

主に紙や道具、コンピューターなどで、精神疾患や脳の損傷、認知症などにみられる知能・記号・言語などの機能障害を評価する検査

02 理学療法士

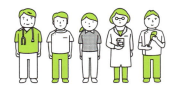

▶ 理学療法とは

理学療法士（**PT**：Physical Therapist）は、「理学療法士及び作業療法士法」に規定された国家資格で、文字通り理学療法を行う専門職です。この法律で理学療法とは、身体に障害のある者に対し、主としてその基本的動作能力の回復を図るため、治療体操その他の運動を行わせ、及び電気刺激、マッサージ、温熱その他の物理的手段を加えること、とされています。理学療法の主たる目的はあくまでも「基本的動作能力の回復を図る」ことであり、決して下肢の訓練（歩く訓練）を行うことではありません。この点は正しい理解が必要です。言い換えると、理学療法とは、さまざまな運動をとおして患者の基礎的運動動作能力を改善する**「運動療法」**と、電気や温熱などの物理的エネルギーを加えることで痛みの軽減や機能の再建を図る**「物理療法」**をあわせた療法であるといえます。

▶ 理学療法士とは

理学療法士は、理学療法士養成施設において、3年以上必要な知識及び技能を修得したうえで、国家試験に合格した理学療法の専門家です。国家試験の合格者累計数は20万人を超えています。

多職種チームの一員として、関節可動域訓練、筋力増強訓練、神経筋促通法、起居動作訓練、歩行訓練など、主に患者の基礎的動作訓練を実施します。入院患者の場合は、訓練効果の最大化を目指して、理学療法士の訓練時間以外にも病棟で訓練を行うなどの訓練時間を延ばす工夫が必要です。その際の病棟看護師への訓練技術（歩行介助法の指導等）の伝達なども理学療法士の重要な役割となります。

理学療法士が担う役割や訓練 図

理学療法士が活躍する分野

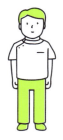

医療分野
病院、クリニック　など

介護分野
通所リハビリテーション、訪問リハビリテーション、老人保健施設　など

障害福祉分野
障害者福祉センター、ハローワーク、療育センター　など

その他さまざまな分野
スポーツ支援、健康増進、介護予防　など

理学療法士が行う基礎的動作訓練の例

関節可動域訓練

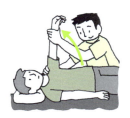

関節を動かす訓練。縮んでしまった組織の可動性を改善する訓練

筋力増強訓練

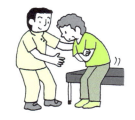

低下した筋力を回復させたり、筋力の低下を防ぐことを目的として行われるトレーニング

※近年では各「訓練」を「練習」という場合もある（以降の項目でも同様）

神経筋促通法

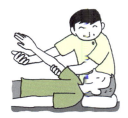

大脳皮質から脊髄前角細胞までの神経路の再建／強化を行う手法（片麻痺の治療法）

起居動作訓練

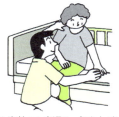

寝た姿勢から寝返り、起き上がり、立つまでの一連の動作の訓練

歩行訓練

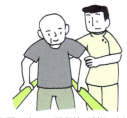

必要に応じて平行棒や杖なども使いながら行う歩行の訓練

03 作業療法士

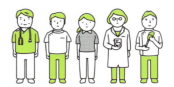

▶ 作業療法とは

作業療法士（**OT**：Occupational Therapist）は「理学療法士及び作業療法士法」に定義された国家資格です。この法律で作業療法とは、「身体又は精神に障害のある者に対し、主としてその応用的動作能力又は社会的適応能力の回復を図るため、手芸、工作その他の作業を行なわせることをいう」と記載されています。作業療法の主たる目的は、あくまでも応用的動作能力や社会的適応能力の回復を図ることで、身体の障害だけでなく、精神、知的、発達など、すべての障害で生活復帰までのリハビリテーションにかかわる職種です。上肢の訓練（手先の訓練など）はそのために行う訓練の一つです。

▶ 作業療法士とは

作業療法士は、作業療法士養成施設において、３年以上必要な知識と技能を修得した上で、国家試験に合格した作業療法の専門家です。有資格者数は10万人を超えています。多職種チームの一員として、日常生活活動（ADL）訓練、手段的日常生活活動（IADL）訓練、精神科作業療法、職業前訓練、高次脳機能訓練など、主に患者の**応用的動作**能力向上を目的とした訓練を行います。作業療法士、理学療法士、言語聴覚士といったリハビリテーションの専門職と一緒に訓練できる時間の上限（６単位：２時間〜９単位：３時間）は疾患ごとに定められていますが、この時間を除いた残りの21〜22時間／日の使い方で、入院リハビリテーションでの訓練効果に差が生じます。作業療法においても、病棟看護師との連携で、病棟での訓練時間を十分に確保することが重要で、病棟で行えるADL訓練を選定し看護職に介助法を伝達するなどの多職種連携も、作業療法士に求められる重要な業務の一部です。

作業療法士が担う役割や訓練　図

作業療法士が活躍する分野

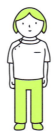

医療分野
病院、クリニック、精神科病院、精神医療センター　など

介護分野
通所リハビリテーション、訪問リハビリテーション、老人保健施設　など

障害福祉分野
障害者福祉センター、ハローワーク、療育センター　など

その他さまざまな分野
教育、職業、児童福祉、介護予防　など

作業療法士が行う応用的動作能力の向上を目的とした訓練例

日常生活活動（ADL）訓練

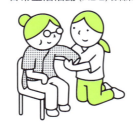

「食事をする」「トイレに行く」など生活する上で必要な動作（日常生活活動）を行うための訓練、介助方法の検討、環境調整を行う

手段的日常生活活動（IADL）訓練

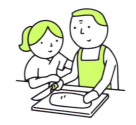

掃除や料理・買い物などの家事活動や、園芸などの趣味活動、また金銭管理などに必要な身体機能や作業能力の改善を図る

精神科作業療法

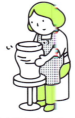

うつや障害受容ができない状態、活動性が低下した状態などがあるときなどに取り入れる。本人が関心をもって取り組める趣味活動を使った療法

職業前訓練

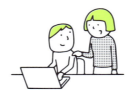

職業生活に必要な働く意欲、体力、耐性、危険への対応などの就労準備性を高めるため、模擬的な環境などで行う訓練

高次脳機能訓練

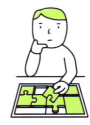

認知機能の低下などの高次脳機能障害に対し作業活動を通し、注意力、思考能力、判断力などの向上を目指す訓練

03　作業療法士

04 言語聴覚士

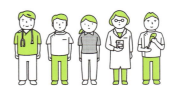

▶ 言語聴覚士とは

言語聴覚士（**ST**：Speech Therapist）は、「言語聴覚士法」に規定された国家資格です。この法律で言語聴覚士とは、「厚生労働大臣の免許を受けて、言語聴覚士の名称を用いて、音声機能、言語機能又は聴覚に障害のある者についてその機能の維持向上を図るため、言語訓練その他の訓練、これに必要な検査及び助言、指導その他の援助を行うことを業とする者」と定義されています。言語聴覚士養成施設で3年以上必要な知識及び技能を修得するなどのルートで国家試験の受験資格を得ることができます。有資格者数は4万人を超えていますが、理学療法士や作業療法士に比べてはるかに少なく、まだまだ稀少な職種であるといえます。

▶ 言語聴覚士の業務

言語聴覚士の業務は、法にも明記されているように、音声機能、言語機能または聴覚に障害のある者、つまり失語症者や構音障害者などの音声言語障害者に対する言語訓練や、聾唖者などの聴覚障害者に対する訓練を行うことです。さらに近年では、**嚥下障害**、**高次脳機能障害**、**発達障害**（自閉スペクトラム症など）に対しての評価・訓練のニーズも非常に高まっており、言語聴覚士の役割の範囲は拡大しています。言語聴覚以外の治療にも幅広く関与することも多い職種といえます。リハビリテーション科医との連携はいうまでもなく、聴覚障害においては耳鼻咽喉科医、摂食嚥下障害においては看護職、歯科医・歯科衛生士、発達障害においては精神科医、小児神経科医、学校教員など、**多職種と連携する機会が多いのも言語聴覚士の大きな特徴の一つです。**

言語聴覚士の担う役割 図

言語聴覚士の役割や訓練

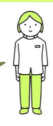

音声言語障害者への言語訓練のほか、嚥下障害、高次脳機能障害、発達障害に対する評価や訓練も行います。

話す / **聞く** / **食べる**

言語訓練
- 言語の理解と表出を中心にした訓練
- コミュニケーションを円滑にする訓練　など

摂食・嚥下訓練

構音訓練

高次脳機能訓練

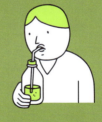

連携　リハビリテーション科医、耳鼻咽喉科医、精神科医、小児神経科医、学校教員　など

連携　リハビリテーション科医、歯科医・歯科衛生士　など

04 言語聴覚士　43

05 看護職
（看護師・保健師・認定看護師など）

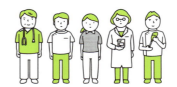

▶ リハビリテーション看護の重要性

　リハビリテーション医療の現場では、理学療法士、作業療法士、言語聴覚士などのいわゆるリハビリテーション専門職だけが、リハビリテーション医療（訓練）を実施していると誤解されがちですが、回復期リハビリテーション病棟などでの入院リハビリテーション治療では、看護職が非常に重要な役割を果たしています。前述のとおり、療法士による訓練時間は、最長でも１日に９単位（20分／単位なので最長３時間）に過ぎません。１日のうちの訓練士との訓練時間を除いた21時間以上の時間は病棟で過ごすことになるため、この時間の使い方次第でリハビリテーション治療の効果は大きく変わることとなります。そこで重要な役割を果たすのがリハビリテーション看護師です。

▶ 看護職が行うリハビリテーション

　回復期では、療法士との情報共有や協働による病棟での歩行訓練や日常生活活動（ADL）訓練が重要で、看護職による訓練が病棟で当たり前に行われるのが、回復期リハビリテーション病棟のあるべき姿といえます。療法士による訓練時間以外の日中にベッドで寝ている患者が多い回復期リハビリテーション病棟は、看護職が「リハビリテーション看護師」の役割を果たせていないのかもしれません。また、退院後の生活場面で必要な介助方法や支援などを、家族等に指導するのも看護職の大切な役割の一つです。
　日本における就業看護職員の全体数は173.4万人（看護師・保健師などの合計数、2020（令和２）年厚生労働省）で、他の医療職種と比較し圧倒的に多くなっています。これらの看護人材と、リハビリテーション専門職の連携による効率的リハビリテーション医療の展開が、今後ますます重要になると考えられます。

リハビリテーション看護師の担う役割　図

脳梗塞患者の回復期リハビリテーション病棟での1日（例）

- 6：00　起床
- 7：00　みじたく
- 8：00　朝食、みじたく、体温等チェック
- 9：00　午前のリハビリテーション
  - 立位・歩行訓練
  - 福祉用具の選定　など　　3単位（計60分）

  - 装具の検討
  - 排泄動作の訓練　など　　2単位（計40分）

- 12：00　昼食
- 13：00　午後のリハビリテーション
  - 立位・歩行訓練
  - 炊事・洗濯・掃除などの手段的日常生活活動（IADL）訓練
  - 日常生活活動（ADL）訓練　など　　4単位（60分）

- 15：00　レクリエーション
- 16：00　入浴やみじたく　など

- 18：00　夕食等
- 19：00　レクリエーション

  　　　　みじたく

- 22：00　就寝

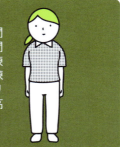

> 療法士による訓練時間（下線部）以外の時間帯では、看護職が病棟で歩行訓練やADL訓練を行うことでリハビリテーションの効果が高まる

05　看護職　（看護師・保健師・認定看護師など）

06 義肢装具士

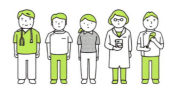

義肢とは？　装具とは？

義肢とは、上肢や下肢の全部または一部に欠損のある者に装着して、その欠損を補てんしたり、その欠損により失われた機能を代替するための器具器械のことです。**装具**は、上肢や下肢の全部もしくは一部、または体幹の機能に障害のある者に装着して、その機能を回復させたり、機能低下を抑制したり、またはその機能を補完するための器具器械です。義肢は欠損した肢（手足）を補うもので、装具は四肢や体幹の機能を補うという違いがあります。

義肢装具士とは

義肢装具士（**PO**：Prosthetist & Orthotist）は、義肢装具士法において、「厚生労働大臣の免許を受けて、義肢装具士の名称を用いて、医師の指示の下に、義肢及び装具の装着部位の採型並びに義肢及び装具の製作及び身体への適合（以下「義肢装具の製作適合等」という）を行うことを業とする者」と定義されています。2020（令和２）年３月時点での義肢装具士の有資格者数は5,558名（日本義肢装具士協会調べ）と少なく、義肢装具士が国家資格であることはあまり知られていないかもしれません。しかし、リハビリテーション医療の現場において必須ともいえる義肢や装具の製作に、義肢装具士は欠かせず、リハビリテーション医療チームの重要な構成職種の一つです。実際の義肢装具製作には、大きく二つの流れがあります。①医療保険での製作と、②身体障害者手帳を用いた製作のルートです。①は病院で医師の処方のもとに、②は主に各県や政令指定都市に設置された更生相談所の医師（常勤／嘱託）の処方のもとに製作されますが、いずれも実際の製作は義肢装具士が担当します。

義肢装具士の担う役割　図

義肢、装具と義肢装具士の役割

義肢

病気や外傷などで手や足を失った人が用いる器具。欠損した部位に取り付け、欠損により失われた機能を補ったり、欠損した部分を補てんしたりする

義手
（上腕義手の例）

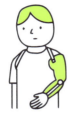

義足

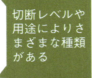

（大腿義足の例）

切断レベルや用途によりさまざまな種類がある

装具

身体のさまざまな機能の回復や機能低下防止、機能の補完などを目的として用いる器具

下肢装具
股関節から足先の部分に装着

体幹装具
首から腰に装着

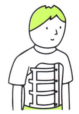

上肢装具
上腕から手指に装着

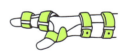

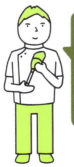
医療保険で作る場合も、身体障害者手帳（補装具費支給制度）で作る場合も、医師の処方のもと、型採り、製作、修正は義肢装具士が行います。

06　義肢装具士　47

07 薬剤師

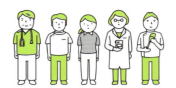

薬剤師とは

薬剤師は、薬剤師法において、調剤、医薬品の供給その他薬事衛生をつかさどることによって、公衆衛生の向上及び増進に寄与し、もって国民の健康な生活を確保する者、と定義される国家資格です。

医薬品全般について、幅広い知識をもつ専門家であり、おもに医療機関（病院・医院）や薬局で、医師や歯科医師の発行した処方箋に基づいて調剤したり、患者への服薬説明を行ったりします。医師・歯科医師・看護師などと同じく業務独占資格です。薬剤師になるには、大学薬学部での正規課程（6年制）を修了し、薬剤師国家試験に合格する必要があります。薬剤師として働いている人は32万人を超えています（2022（令和4）年12月時点）。

リハビリテーションでの役割

回復期リハビリテーション病棟に入院している患者の**服薬管理**はいうまでもなく、医師との協働で嚥下障害患者の内服手段を検討、工夫、指導するなども薬剤師の重要な役割です（例：薬をゼリーで包む内服法を勧めるなど）。また薬の飲み合わせだけでなく、食事との食べ合わせにも注意を払うなど、**安全な服薬管理の観点から、特に入院リハビリテーション医療には欠かせない職種**であるといえます。ポリファーマシー（多剤併用による好ましくない症状）のスクリーニング等も薬剤師の業務です。

また退院後の内服管理などの観点からは、看護職や患者家族とも連携し、薬の管理方法／服薬方法なども含めた薬剤にかかわる全般をサポートするのも、薬剤師の重要な役割となります。

薬剤師の担う役割 　図

薬剤師が病棟で行う支援

以下のような薬物療法全般のサポートを行います。

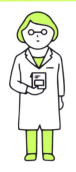

内服薬・注射薬を安全に調剤し、その患者に適した形態で提供する

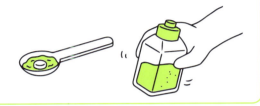

継続的に飲んでいる薬、急性期で追加された薬など、処方されている薬の量や飲み合わせをチェックし、医師と相談して使用継続や変更を判断する

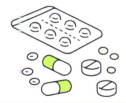

薬がリハビリテーションの妨げとなっていないか確認するほか、退院後の服薬管理も視野に入れて支援する

看護職や医療ソーシャルワーカー等と連携し、退院後の服薬の管理をみすえたかかわりを行う

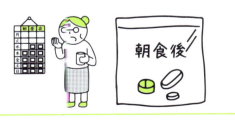

看護職や患者家族とも連携

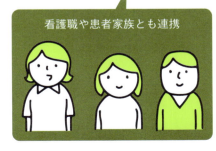

07 薬剤師

08
心理職
（公認心理師・臨床心理士など）

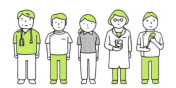

▶ 病院で活躍する心理職とは

　リハビリテーション医療においては、心理的なサポートも重要なため、チーム医療として心理職がかかわることもあります。心理職はおもに**公認心理師**や**臨床心理士**などの有資格者です。臨床心理士は、公益財団法人日本臨床心理士資格認定協会が認定する認定資格です（2024（令和6）年現在で41,883名が認定）。国家資格ではありませんが、2017（平成29）年に国家資格である公認心理師ができるまでは、病院などで患者の心理面の支援業務を行っていたのは主に臨床心理士でした。なかには、国家資格化を契機に公認心理師資格（2023（令和5）年10月末時点で保有資格者数71,732名）を取得した人もいれば、臨床心理士のまま現役で活躍している人もいます。

▶ リハビリテーションでの役割

　リハビリテーション医療の現場においては、各種の**神経心理学的検査**が重要な意味をもちます。神経心理学的検査は、主に紙や道具、コンピューターなどで、精神疾患や脳の損傷、認知症などにみられる知能・記憶・言語などの機能障害を評価する検査です。病院の規模にもよりますが、公認心理師や臨床心理士が在籍していれば、これらの心理職が各種神経心理学的検査を担当することが多いです。ただ、心理職が在籍していない病院も多く、医師や、医師の指示のもと言語聴覚士や作業療法士がこれら検査を実施する医療機関のほうが多いかもしれません。

　また、心理職はグループや個人での心理療法やカウンセリングなどを実施して、**効果的なリハビリテーションの実施に必要な健全な心理状態の維持をサポートします**。精神障害や発達障害、高次脳機能障害の患者にも他職種と連携した支援を行います。

心理職の担う役割 図

心理職等が行う主な神経心理学的検査

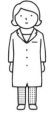

以下のような検査を実施するほか、障害による心理的苦痛を抱えている患者がリハビリテーションに取り組めるように、心理療法等のサポートを行います。

検査の種類	主な検査名	概要
知能検査	ミニメンタルステート検査（MMSE）	口述、記述、動作、模写などを行ってもらい、認知機能を点数化して把握する検査。時間や場所の見当識、記憶力、言語能力などの複数の観点で評価
	改訂長谷川式簡易知能評価スケール（HDS-R）	口述で、記憶を中心とした認知機能障害について調べる検査。九つの質問から構成される
	ウェクスラー成人知能検査（WAIS-Ⅳ）	成人向け知能検査。「言語理解」「知覚推理」「ワーキングメモリー」「処理速度」という4つの指標と、総合的な指標（全検査IQ）で評価。発達・知能の水準や凸凹をとらえることができる
記憶検査	ウェクスラー記憶検査（WMS-R）	言語を使った問題と図形を使った問題で記憶障害を評価する。「一般的記憶（言語性記憶／視覚性記憶）」「注意／集中力」の二つの主要な指標と、「遅延再生」指標がある
	リバーミード行動記憶検査（RBMT）	日常生活でなじみのある状況で言語課題、視覚空間課題、近時記憶、即時記憶などを評価する
言語検査	標準失語症検査（SLTA）	失語症で代表的な検査。「聴く」「話す」「読む」「書く」「計算」について評価する

08 心理職（公認心理師・臨床心理士など）

09 管理栄養士

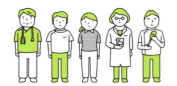

■ 管理栄養士と栄養士の違い

　管理栄養士・栄養士は、栄養士法によって規定された国家資格です。この法律で管理栄養士とは、「傷病者に対する療養のため必要な栄養の指導、個人の身体の状況、栄養状態等に応じた高度の専門的知識及び技術を要する健康の保持増進のための栄養の指導並びに特定多数人に対して継続的に食事を供給する施設における利用者の身体の状況、栄養状態、利用の状況等に応じた特別の配慮を必要とする給食管理及びこれらの施設に対する栄養改善上必要な指導等を行うことを業とする者」と定義されています。

　管理栄養士と栄養士の主な違いは、管理栄養士は厚生労働大臣から免許を受け、健常者のみならず病気や高齢のため食思／摂食不良となっている人への栄養指導や栄養管理などを行う資格であるのに対し、栄養士は都道府県知事から免許を受け、主に健常者を対象に給食運営や食事指導などを行う資格である点です。

■ リハビリテーションでの役割

　リハビリテーション医療の領域においても、管理栄養士の役割は年々大きくなっています。2024（令和6）年の診療報酬改定では、回復期リハビリテーション病棟（入院料1）に管理栄養士（専任常勤1名）の配置が必須化されました。また近年、**リハビリテーションにおける栄養管理**にも注目が集まっています。リハビリテーション治療では、適切な栄養管理によるリハビリテーション治療ができる身体づくりが不可欠で、並行して行われるべきものとなります。このように、管理栄養士によるきめ細やかな栄養管理は、リハビリテーション医療と密接に関係しています。

管理栄養士の役割　図

病棟での管理栄養士の役割

栄養士と違い、健常者だけでなく、疾患や障害のある人への栄養指導、栄養管理を行います。

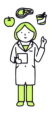

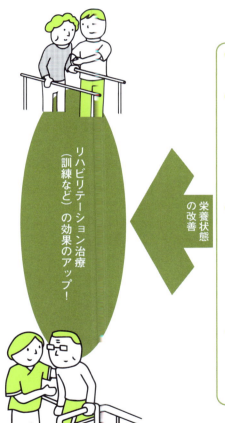

リハビリテーション治療（訓練など）の効果のアップ！

栄養状態の改善

- 栄養状態の把握

- 患者に合わせたメニューの作成
  - 体格
  - 活動量
  - 塩分等の制限
  - 嚥下の状態　などを考慮

- 栄養指導
  - 状態に合わせた食事のアドバイスや治療食の説明
  - 退院時には自宅での食事上のアドバイス　など

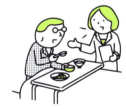

- 必要に応じて栄養管理計画の策定

など

看護職等の他職種とも連携した食事の調整

09　管理栄養士

10 視能訓練士

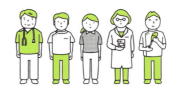

▶ 視能訓練士とは

視能訓練士（**CO**：Certified Orthoptist）は、視能訓練士法に定義される国家資格です。この法律で視能訓練士とは、「医師の指示の下に、両眼視機能に障害のある者に対するその両眼視機能の回復のための矯正訓練及びこれに必要な検査を行なうことを業とする者」と定義されています。これまでの視能訓練士国家試験の合格者数は約２万人（2024年現在）となっています。

▶ 視能訓練士の業務

視能訓練士の主な業務内容は、視能矯正、視能評価（検査）、健診（検診）業務、ロービジョンケアです。

視能矯正は、視覚の発達が期待できる低年齢の幼児・児童の弱視や斜視に対しての視能訓練などを行います。視能評価（検査）では、視力検査、屈折検査、眼圧検査、視野検査などを実施し、眼科医の業務を支援します。健診（検診）業務としては、眼疾患や弱視等の発見を目的として、３歳児健康診査や就学時健康診断など小児の検査のみならず、生活習慣病予防健診など成人も対象とした検査を実施します。またロービジョンケアについては、ロービジョン（眼疾患や外傷などにより視機能が低下して見えにくくなった状態）患者に対して、眼鏡などのデバイスの選定、日常生活上の工夫や支援機関の紹介など、さまざまな機器や制度を用いた支援をします。

リハビリテーション医療の現場においても、視能訓練士の活躍の機会は増えています。一例として、半側視空間失認に対する評価や訓練（プリズム眼鏡を用いた訓練など）の場面では、視能訓練士が力を発揮します。

視能訓練士の役割　図

視能訓練士の基本的な業務

視能矯正　　　　　　　　　視覚の発達が期待できる低年齢の幼児・児童の弱視や斜視に対しての視能訓練

視能評価（検査）　　　　　視力検査、屈折検査、眼圧検査、視野検査など

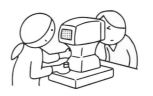

健診（検診）業務　　　　　眼疾患や弱視等の発見を目的とした各種の健診

ロービジョンケア　　　　　ロービジョン患者に対して、眼鏡などのデバイスの選定の支援、日常生活上の工夫のアドバイスや支援機関の紹介などを行う

> ロービジョン：眼疾患や外傷などにより視機能が低下して見えにくくなった状態

リハビリテーションにおける視能訓練士の役割

> 脳血管障害や外傷後の、複視や半側空間失認がある人に、視覚探索訓練やプリズム眼鏡を使った訓練などを行います。

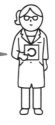

プリズム眼鏡

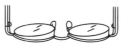

レンズの厚みを左右で変えることで実際よりどちらかに屈折して見える眼鏡

視覚探索訓練

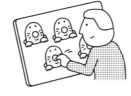

半側視空間失認（半側空間無視）で視線がどちらかに偏る人が、もう一方へ視線を動かすための訓練

11 介護支援専門員
（ケアマネジャー）

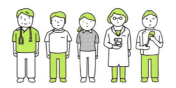

▶ 介護支援専門員とは

介護支援専門員（**ケアマネジャー**：ケアマネ）は、介護保険の要介護者や要支援者の相談に応じ、介護サービス（訪問介護、デイサービスなど）を利用して在宅生活を継続できるよう**ケアプラン**の作成や市区町村・サービス事業者・施設等との連絡調整を行います。各都道府県が認定する公的資格です。介護支援専門員になるには、保健医療福祉分野での実務経験（医師／看護師／社会福祉士／介護福祉士等としての実務経験）を5年以上有する人が試験に合格し、介護支援専門員実務研修を修了する必要があります。有資格者数は累計で75万人を超えていますが（2023（令和5）年時点）、実際に介護支援専門員として活動しているのは約18万人で、現状としては介護支援専門員不足が問題となっています。

▶ 介護支援専門員の業務

　介護支援専門員の業務は、居宅介護支援事業所、介護予防支援事業所、地域包括支援センター等での居宅系の業務と、介護老人福祉施設（特別養護老人ホーム）や介護老人保健施設等での施設系の業務に大別されます。居宅系ケアマネジャー、施設系ケアマネジャーともに、要介護者・要支援者やその家族の希望をもとにケアプランを立案します。

　ケアプランには、デイケア（通所リハビリテーション）や訪問リハビリテーションといったリハビリテーション系のサービスも含まれます。医師に訪問リハビリテーションの必要性について相談して指示書を出してもらったり、プランにかかわる各専門職が集まるサービス担当者会議等で医療職やリハビリテーション専門職の意見を聞き取り、支援に反映させるなど、在宅でのチームケアの調整役となります。

介護支援専門員の役割 図

介護保険でのケアプラン作成の流れと介護支援専門員（ケアマネジャー）の役割

自宅などで過ごす人には<u>居宅ケアプラン</u>、施設などで過ごす人には<u>施設ケアプラン</u>を作成します。

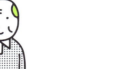ケアプランの作成依頼

医師
訪問リハビリテーションの場合は指示書

連携

指示・意見・連携

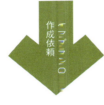
ケアマネジャー

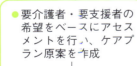連携

- 要介護者・要支援者の希望をベースにアセスメントを行い、ケアプラン原案を作成
  ↓
- サービス担当者会議で本人＋関係者が集まりケアプランを検討
  ↓
- ケアプランの決定

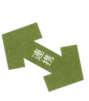PT・OT・ST

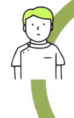
訪問看護師

連携し、リハビリテーションを実施

介護職

11 介護支援専門員（ケアマネジャー）

12 医療ソーシャルワーカー
（社会福祉士・精神保健福祉士など）

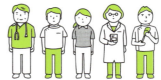

▌医療ソーシャルワーカーの業務

病院などで働く**医療ソーシャルワーカー（MSW）**の多くが、**社会福祉士**や**精神保健福祉士**の資格を有しています。社会福祉士は、「社会福祉士及び介護福祉士法」に、精神保健福祉士は、「精神保健福祉士法」に定義された国家資格です。身体障害者や精神障害者など、支援が必要な人からの相談に応じ、助言や指導を行い、日常生活や社会復帰の援助を行います。資格がなくても MSW 業務は可能ですが、複雑化し専門的な対応を求められる MSW 業務を行う上で、社会福祉士・精神保健福祉士としての知識は役立ちます。

▌リハビリテーションでの役割

近年、リハビリテーション医療の現場でも社会福祉士の重要性は増しており、2024（令和6）年診療報酬改定で、回復期リハビリテーション病棟（入院料1及び2）には社会福祉士（専従常勤1名以上）の配置が必要となっています。実際、回復期リハビリテーション病棟に求められる在宅復帰支援には MSW の力が欠かせません。入院中の医療に関する制度はもちろん、在宅復帰にあたって利用できる制度の説明や申請支援だけでなく、復職に関する支援を行うケースもあります。公的制度は申請主義（サービスを希望する側からの自主的な申し込みを必要とするしくみ）が原則のため、必要な申請を適切なタイミングで行う必要があり、医療福祉制度に精通した MSW は、患者の退院支援や社会参加に大きく貢献しています。精神保健福祉士については、精神科リハビリテーションはもちろん、脳外傷、脳血管障害などによる高次脳機能障害患者の支援でも、その知識や能力が求められる場面が増えています。

医療ソーシャルワーカーの役割 図

医療ソーシャルワーカーの主な業務

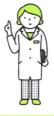

病院では、入院患者で支援が必要な人からの相談に応じて、助言や指導を行い、日常生活や社会復帰のための援助を行います。

治療を受けるための支援
- 家庭の事情や本人の希望など、患者の状況に応じた医療の受け方、病院、診療所等の情報提供
- 診療の参考となる情報を収集し、医師や看護師へ提供　など

退院の支援
- 退院時期、活用できる社会資源の調整
- 自宅での介護のための環境整備
- 転院先、施設などの紹介、転院調整　など

経済的問題の解決、調整の支援
- 患者が医療費、生活費に困っている場合に、福祉、保険等の諸制度を活用できるよう支援　など

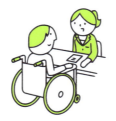

社会復帰の支援
- 復職や復学のための支援　など

地域活動
- 患者のニーズに合ったサービスが地域で提供されるよう、関係機関と連携
- 地域の患者会、家族会、ボランティア等の育成、支援
- 高齢者や精神障害者が地域で安心して暮らすための地域への理解の促進　など

心理・社会的な問題の解決の支援
- 育児や教育、就労に関する不安への対応
- 患者家族などの人間関係の調整
- 病気や死による患者本人・家族の精神的苦痛の軽減、生活の再設計への支援　など

12　医療ソーシャルワーカー　（社会福祉士・精神保健福祉士など）

13
介護職
（介護福祉士など）

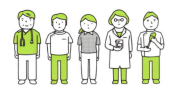

■ 介護職とリハビリテーション

　要介護者等の日常生活を支える介護職は、特に生活期リハビリテーション医療の現場で重要な役割を果たします。**介護職**は、介護施設では**介護職員**として、また在宅では**ホームヘルパー**として介護業務を行います。利用者へのケアのほか、家族への指導や、介護に関する相談にも対応します。介護職のなかでも介護福祉士は、介護系資格としては唯一の国家資格であり、介護現場のリーダーともいえます。要介護者の日々の様子を細かく観察し、介護チーム全体に必要な指示を出すなどの司令塔的役割も求められます。2024（令和6）年時点での介護福祉士の保有資格者数は194万人を超え、看護職（看護師や保健師など）とほぼ同数存在しています。

■ 長い期間でかかわる介護職

　生活の場でのリハビリテーションは、病院での急性期、回復期リハビリテーション（数か月）に比べ、はるかに長い期間（数年～数十年）となります。この時期は、リハビリテーション専門職との直接のかかわりが少なくなることも珍しくありません。そのような場合に、リハビリテーション専門職と連携し、要介護者等の機能・能力の維持と改善の一翼を担うのも介護職の役割といえます。具体的には、通所介護（デイサービス）等の介護サービス事業所が、リハビリテーション専門職と連携した機能訓練などを実施する場面などがあります。

　このような観点から介護職は、要介護度の進行を食い止める最後の砦といっても過言ではありません。**介護職は生活期や介護現場におけるリハビリテーションチームの一員として欠かせない職種です。**

介護職の役割　図

リハビリテーションのなかの生活期

数年～数十年といった長い期間のリハビリテーションを支えるのは、主に介護職となる

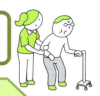

- **急性期**　治療直後または治療と並行して行われるリハビリテーション
- **回復期**　在宅・社会復帰を目標とした総合的・集中的なリハビリテーション
- **生活期**　ADLの維持と向上等のための、実際の生活に則したリハビリテーション

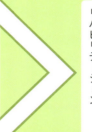

生活期リハビリテーションでの連携（在宅の例）

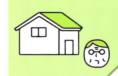

医師・PT・OT・ST
（訪問リハビリテーション、訪問看護ステーション等）

情報提供（サービス実施計画書等や同行訪問）

情報提供（サービス実施計画書等や同行訪問）

情報提供（サービス実施計画書等）

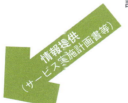
ケアマネジャー
（居宅介護支援）

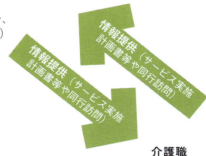
介護職
（訪問介護、通所介護等）

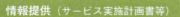
情報提供（サービス実施計画書等）

利用者のADLや適切な介助方法等の情報共有をチームで行うことで、かかわる時間が長い介護職が機能の低下を食い止める

13　介護職（介護福祉士など）

第 3 章 参考文献

- 一般社団法人日本専門医機構「令和 5 年度版日本専門医制度概報」2024年
- 一般財団法人日本心理研修センター「令和 5 年度公認心理師活動状況等調査」2024年
- 厚生労働省「第26回介護支援専門員実務研修受講試験の実施状況について」
- 厚生労働省「令和 4 年版　厚生労働白書」
- 厚生労働省「第1回介護福祉士国家試験パート合格の導入に関する検討会資料」2024年

第 4 章

「活動を育む」
リハビリテーション

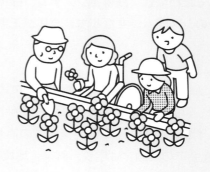

01 「活動を育む」とは？

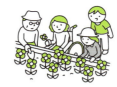

▶ 活動を支える心身機能

　ヒトは動物なので、当たり前のように「動くこと」ができます。しかし、意味もなく体を動かしているわけではなく、そこには欲求や目的が伴います。例えば、「お腹が空いた、何か食べたい」という欲求が、「食べ物を買うためにお店まで行く」という動きにつながるのです。このような、目的や欲求を満たすため意志による動きを『活動』といいます。活動をするためには、骨や関節、靭帯、腱、筋（筋骨格システム）などが機能する必要があり、活動を起動させる意欲や欲求、意志が起こり、その達成のために筋へ命令・伝達を行う脳や末梢神経など（脳神経システム）が十分に機能していなくてはなりません。また、筋肉を動かすためにはエネルギーが必要ですが、人ではそれをATP（アデノシン三リン酸）が行っています。ATPはミトコンドリアで作られますが、その材料となるブドウ糖などの栄養は、消化管から得られ、吸収された栄養分の運搬やATPが生成されるときの二酸化炭素排出や酸素供給には呼吸器・循環器が関与するなど、複数の機能がかかわります（エネルギー産生・供給システム）。活動が正常に行われるためには、筋骨格システム、脳神経システム、エネルギー産生・供給システムの三つのシステム、すなわち体全体が正常に機能していることが必要です。

▶ 活動の種類

　活動には、日常での活動、家庭での活動、社会での活動があります。「日常での活動」は、寝返り、起き上がり、立ち上がり、歩行などの基本的活動、着替え、整容、食事、トイレ、入浴などです。「家庭での活動」は、掃除、洗濯、買い物、料理、日曜大工など、「社会での活動」は学校、就業、地域行事への参加、スポーツ、余暇活動などです。

「活動」とは 図

三つのシステムと活動

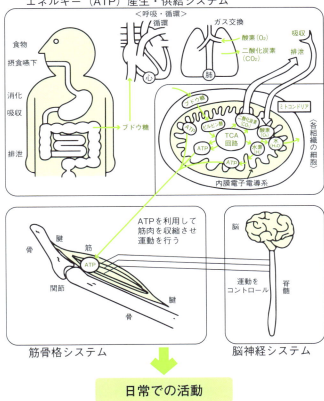

筋骨格システム　　脳神経システム

↓

日常での活動

↓

家庭での「活動」、社会での「活動」につながる

家庭での活動：掃除・洗濯・買い物・料理・
　　　　　　　草むしり・日曜大工・栽培など
社会での活動：学校・就業・地域行事への参加・
　　　　　　　スポーツ・家族会参加など

01 「活動を育む」とは？　65

02 ADLとAPDL、IADL

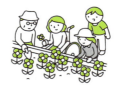

🟢 日常生活活動（ADL）

　日常的に行っている活動は、大きく二つに分けることができます。

　一つ目は「自分自身が行っている、あるいは自分自身で行う必要がある活動」です。これらは、日常生活を営む上で最小限必要な活動であり、健康な体であれば誰もが無意識のうちに行っている活動です。例えば、寝返り、起き上がり、座位、立ち上がり、立位、歩行などの**基本的活動**と、着替え、整容、食事、トイレ、入浴などの**基本的日常生活活動**（**BADL**：Bacic Activities of Daily Living）であり、両方を合わせて**日常生活活動**（**ADL**：Activities of Daily Living）といいます。お腹が空いてご飯を食べたいとき、他の人に代わりに食事をしてもらってもお腹は満たされません。自分自身が何かを食べる、または人に食べさせてもらう必要があります。

🟢 日常生活関連活動（APDL）と手段的日常生活活動（IADL）

　もう一つは、「自分自身が行わなくてもよい、誰かに代わってもらえる活動」です。例えば、掃除、洗濯、買い物、料理、食事の支度、草むしり、金銭管理、服薬管理、電話の使用、スケジュールの調整などは、自分が行わなくても誰かに代わってもらうことができます。お腹が空いてご飯を食べたいとき、自分で食事の支度をしないで他の人に支度してもらっても大丈夫です。こうした他の人に代わってもよい活動を**日常生活関連活動**（**APDL**：Activities Parallel of Daily Living）、**手段的日常生活活動**（**IADL**：Instrumental Activities of Daily Living）と呼びます。APDLは掃除、洗濯、買い物等のADL周囲の活動、IADLは金銭管理、服薬管理、電話の使用、スケジュールの調整など複雑な活動や判断が求められるものとされますが、明確には区別されていません。

ADLとAPDL、IADLの違い　図

ADLとAPDL、IADL

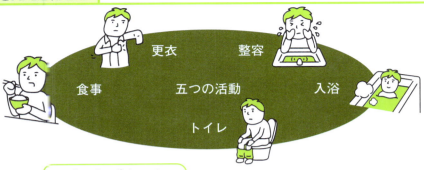

五つの活動：更衣　整容　食事　入浴　トイレ

他の人に代わってもらうわけにはいかない ＝ 日常生活活動（ADL）

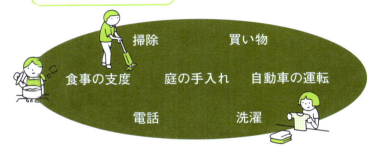

掃除　買い物　食事の支度　庭の手入れ　自動車の運転　電話　洗濯

自分が行わなくてもよい　誰かに代わってもらえる ＝ 日常生活関連活動（APDL）／手段的日常生活活動（IADL）

生活と活動

基本的活動	基本的日常生活活動（BADL）	手段的日常生活活動（IADL）
寝返り 起き上がり 座位 立ち上がり 立位 歩行	食事 更衣 整容 トイレ 入浴	買い物 食事の準備 服薬管理 金銭管理 交通機関での外出 　　　　　…など

日常生活活動（ADL）

03 リハビリテーション医学

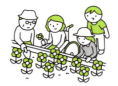

▎リハビリテーション医学とは

　医療のなかでは、医師の診断・治療のもとリハビリテーションを行う必要があります。医療のなかでのリハビリテーションを医学的、学問的な面で支えるのが**リハビリテーション医学**であり、その医学に精通した医師をリハビリテーション科専門医と言います。学術団体としては、日本リハビリテーション医学会が1963（昭和38）年に創立し、1980（昭和55）年に専門医制度をつくり専門医を育成してきましたが、現在は日本専門医機構が専門医認定に携わっています。日本には、さまざまな診療科がありますが、リハビリテーション科専門医は、日本専門医機構が認定する19の基本領域の一つです。

▎リハビリテーション医学がかかわる範囲

　日本リハビリテーション医学会では、リハビリテーション科専門医を「病気、外傷、加齢によって生じる機能の低下や障害の予防・診断・治療を行い、機能の回復ならびに活動性の向上や社会参加に向けて能力を回復させ、残存した障害や不利益を克服する『リハビリテーション医療』を専門とする医師」としており、また、**リハビリテーション医学は「活動を育む医学」であり、活動を診断・治療できる唯一の診療科**です。

　リハビリテーション医学は、幼児から高齢者にいたるあらゆる病気、外傷、及び加齢による障害が対象です。また、その範囲も病院内での急性期や回復期のみでなく、施設や在宅での生活期など、あらゆる場面にリハビリテーション医療はかかわり、幅広い領域をカバーしています。また、リハビリテーションスタッフや看護師、薬剤師、医療ソーシャルワーカー、義肢装具士、介護福祉士、ケアマネジャー、保健師などのさまざまな専門職とチームで実践されるものとなります。

活動を育むリハビリテーション医学　図

リハビリテーション医学は活動を育む医学

疾病外傷　　心身機能障害　　活動制限（日常生活上での支障）　　参加制約

「活動」を診断・治療できる唯一の臨床医学
障害を診断し、総合的に治療・支援する臨床医学

脳血管障害 頭部外傷	運動器の疾患 外傷	脊髄損傷	神経筋疾患	切断（外傷・血行障害・腫瘍など）	小児疾患

リウマチ性疾患	循環器疾患・呼吸器疾患・腎疾患・糖尿病・肥満	周術期の身体機能障害・合併症予防	摂食嚥下障害	聴覚・前庭・顔面神経・嗅覚・音声障害	がん（悪性悪性腫瘍）

- スポーツ外傷・傷害　● 骨粗鬆症・熱傷　● サルコペニア
- ロコモティブシンドローム　● フレイル

リハビリテーション科専門医が対象とする疾患や障害は、上図のように幅広い領域に及ぶ

急性期・回復期・生活期のリハビリテーション医療

急性期	回復期	生活期
疾患・外傷の専門治療	疾患・外傷の専門治療	疾患・外傷の専門治療
リハビリテーション治療 　機能の回復 　活動の低下防止と早期改善 　周術期合併症予防	リハビリテーション治療 　機能回復 　能力低下の最小化 　活動の積極的な改善	リハビリテーション治療 　障害の克服　改善した活動の維持 　さらなる活動の改善 　介護における医師による 　リハビリテーションマネジメント
リハビリテーション支援 家庭・社会活動への アプローチ（準備）	リハビリテーション支援 家庭・社会活動への アプローチ（準備促進）	リハビリテーション支援 家庭・社会活動への アプローチ（実践）

リハビリテーション医学における診断・治療・支援

1　リハビリテーション診断
活動の現状と問題点の把握、活動の予後予測が目的
- 問診
- 身体所見の診察
- ADL・QOLの評価
- 栄養評価
- 画像評価　など

2　リハビリテーション治療
活動の最良化が目的
- 理学療法
- 作業療法
- 言語聴覚療法
- 摂食嚥下療法
- 義肢装具療法　など

3　リハビリテーション支援
活動の社会的支援が目的
- 家屋評価・住宅改修
- 福祉用具
- 支援施設（老健、特養など）
- 経済的支援
- 就学・復学支援　など

03　リハビリテーション医学

04 理学療法

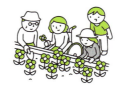

▶ 理学療法の役割

　理学療法は、活動を育むリハビリテーションの中核をなす治療法です。対象者の**身体機能や活動を回復・維持し、自立した生活を支援することを目的としています**。特に、**高齢者や障害のある人に対して、筋力や心肺機能を高め、日常生活活動を改善するため**の運動などが行われます。

　理学療法には、**運動療法**、**物理療法**、**日常生活活動（ADL）訓練**が含まれます。運動療法では、筋力増強訓練やストレッチ、バランス訓練、歩行訓練などの有酸素運動が行われ、身体機能や心肺機能、認知機能が向上します。物理療法では、温熱治療や電気刺激治療などを用いて痛みの軽減を促し、身体活動の向上を図ります。ADL訓練では、対象者が自宅や施設での日常生活をより自立して行えるよう、実際の動作訓練や福祉用具の選定、手すりなどの環境設定を支援します。

▶ 現場での連携の重要性

　特に介護現場などの生活期においては、他職種と理学療法士が連携し、対象者一人ひとりの状態や目標に応じたリハビリテーション治療・支援をすることが求められます。介護職などの他職種が理学療法を理解し、その実践に参加することで、対象者がより活動的な生活を送る手助けができるうえに、適切な理学療法の介入により、転倒やけがのリスクを減らし、安全で快適な生活環境を整えることができます。また、理学療法は、身体だけでなく、心の健康にも影響を与えます。自分でできることが増えることで、対象者の自信や意欲が高まり、生活の質も向上します。活動を育むリハビリテーションの一環として、理学療法の効果を最大限に引き出すための連携が重要なのです。

理学療法の概要　図

理学療法の目的と主な手段

目的 身体機能を回復・維持し、自立した生活を支援する

運動療法
- 筋力増強訓練
- ストレッチ
- バランス訓練
- 歩行訓練
などの有酸素運動

身体機能・心肺機能・認知機能の向上

物理療法
- 温熱治療
- 電気刺激治療
などを用いた痛みの軽減

身体活動の向上

ADL訓練
- 動作訓練
- 福祉用具の選定
- 環境設定（手すりなど）

日常生活をより自立して行う

※各「訓練」は「練習」といわれることもある

理学療法士と他職種の連携

 理学療法士等 ⇔ 連携 ⇔ 介護職、看護職など日常を支える他職種や支援者

- より活動的な生活を送るサポート
- 転倒やけがのリスクの減少
- 自信や意欲の高まり　など

04　理学療法　71

05 作業療法

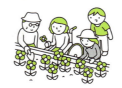

人の生活活動を育む作業療法

　作業療法の「作業」とは、人の日常生活すべての活動を指します。食事、歯磨き、着替え、トイレ、入浴などの**日常生活活動**（**ADL**）、洗濯、掃除、買い物、金銭管理などの**手段的日常生活活動**（**IADL**）、ほかにも創作活動をする、スポーツをする、友人と遊ぶ、仕事をするなど、人の生活活動は多岐に渡ります。病気やけがなどにより生活活動を行うことが難しくなった人に対し、ADL、IADLの自立度や、**生活の質**（**QOL**：Quality of Life）の評価を適宜行いながら、作業療法を通してその人の活動を育むことを目指します。そのため、**作業療法士は、こうした人が行う生活活動を評価、治療する専門家**といえます。

人によって大切な生活活動は違う

　作業療法を行うにあたり、重要なのは対象者の生活を詳しく知ることです。人はそれぞれまったく異なる生活背景をもっており、大切にしている作業（生活活動）も違います。「もう一度お箸を使ってご飯が食べたい」「1人で散歩に出かけたい」「家族のために料理を作ってあげたい」「友人と温泉旅行に行きたい」など、作業療法場面のなかでは多くの活動に対する希望が聞かれます。**対象者とよくコミュニケーションを取った上で、活動を行うために必要な身体、精神的なリハビリテーションを提供することや、活動そのものを練習します**。また、周囲の環境の調整、必要に応じて**福祉用具**の選定やその人に合った**自助具**の作成を行います。作業療法は総合病院、精神科病院のみならず、介護老人保健施設、児童発達支援センターなど、さまざまな場所で行われ、その人がその人らしく生活活動を送るための支援をしています。

作業療法の視点 図

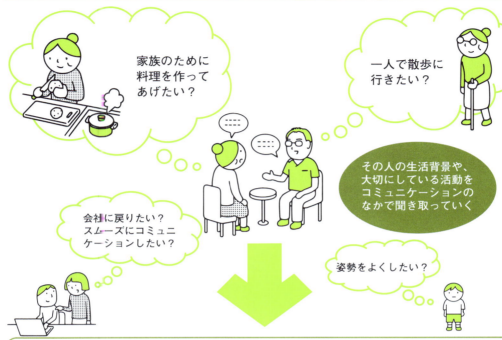
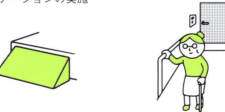

05 作業療法

06 言語聴覚療法

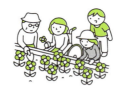

▶ 言語聴覚療法の流れ

　リハビリテーション医療における言語聴覚療法では、まず医師の指示のもと、言語聴覚士によるコミュニケーションと食事に関する評価が開始されます。その後、機能障害の回復や症状軽減を目的に訓練が行われます。ただし、障害の回復には長い期間を要する場合も多く、**残存能力**や**代償手段**を活用した実用的なコミュニケーションと食事の練習が並行して行われます。例えば、話し言葉だけではなく文字や身振り、会話ノート、電子端末などを用いて、生活に必要な理解と表出の獲得を目指します。食事の練習では、食べ物の形状や食べる姿勢、使用する食具、食べ方（一口の量など）を調整して、安全に十分な栄養と水分を摂取できるように練習が行われます。さらに、会話相手や介助者に対する支援技術の伝達や情報共有も行われます。

▶ 豊かな暮らしの実現に向けた「活動を育む」取り組み

　言語聴覚療法では、買い物や余暇活動、近所の人との交流、仕事復帰など本人が望む生活の実現に向けて、**多職種と連携しながらコミュニケーションと食事の観点から支援を行います**。近年では、リハビリテーション病院入院中から、買い物や公共交通機関の利用、仕事復帰に向けたさまざまな練習が行われています。
　例えば、お店での注文や金額計算、商品ラベルや掲示物の理解、読書や映画鑑賞に必要な言語理解、メモ取りやパソコン入力などの練習が挙げられます。本人の要望・希望に加え、医師や看護師、理学療法士、作業療法士から、安全管理面、体力や移動能力などの情報を得ながら、目標を決めて練習します。また、ソーシャルワーカーやケアマネジャー等と連携し、本人を取り巻く人、物、制度などの環境面の調整も行います。

言語聴覚療法の概要　図

言語聴覚療法の流れ

（医療機関における例）
医師の指示のもと

- コミュニケーション
- 食事　の評価

構音障害の訓練等の例

【機能回復訓練】
脳の損傷による口や舌などの発声発語器官の麻痺を軽減したり、発声や発音を改善するための訓練

【残存能力・代償手段の活用】
話し言葉を助ける身振り、会話ノート、電子端末などを使ってコミュニケーション能力を高める

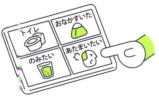

食事の訓練の例

【機能回復訓練】
喉、首、唇、舌などの運動機能の改善のための訓練、食物を使用した飲み込みの訓練

【実際の食事場面での練習】
- 食べ物の形状
- 食べる姿勢
- 使用する食具
- 食べ方（一口の量など）を調整

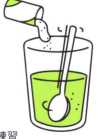

安全に十分な栄養と水分を摂取できるように練習

会話相手や介助者にも支援技術を伝達・共有

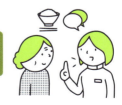

06　言語聴覚療法

07 摂食嚥下療法

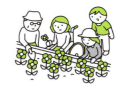

▶ 摂食嚥下療法の代償的アプローチ法

嚥下障害（飲み込みの障害）に対する指導訓練として、食事時（経口摂取時）の**嚥下指導**と、それとは別に目的を明確にした訓練とがあります。前者は代償的なアプローチ、後者は嚥下機能（＋関連機能）そのものの改善をめざす治療的アプローチです。

代償的アプローチ法は、摂食時の姿勢や食形態の調整・選択が代表的です。頸部前屈は、嚥下反射の惹起遅延（食物がのどに達したのにごっくんと飲み込む運動が起きないこと）に有用です。頸部回旋は、片側の咽頭・喉頭筋麻痺のときの飲み込みの改善効果が期待できます。食形態の調整・選択は、咀嚼・食塊形成の障害や口腔からのどへの送り込みの不適切、嚥下反射の惹起遅延への対応と咽頭残留（飲み込んでものどに食べ物が残ってしまうこと）の軽減を目指します。

▶ 治療的アプローチ法

治療的アプローチには、嚥下反射惹起を促すための訓練としてののどのアイスマッサージ、嚥下関連器官の機能訓練としての舌の可動訓練、構音訓練、声門閉鎖機能・鼻咽腔閉鎖機能・呼吸機能の改善としてのプッシング法やブローイング法、舌骨上筋群というのどの筋肉を強化することで飲み込む力を強くし、食道の入り口を広げる訓練（Shaker法）などがあります。また、咽頭期（食塊を咽頭から食道へ送り込む時期）嚥下の改善・強化訓練法として、喉頭閉鎖（気管を塞ぐこと）の補強を目的とした息こらえ嚥下法や、飲み込む力を強めたり、飲み込むときの圧力を上げたりするための訓練があります。また、嚥下パターン訓練は、空嚥下や少量の水嚥下などを繰り返し実施し、誤嚥のリスクの少ない嚥下法や呼吸法のパターンの習得を目指す訓練法です。

摂食嚥下療法の例 　図

代償的アプローチの例

代償的アプローチ：現状の嚥下機能を活用し誤嚥のリスクを最小限にすることを目指す

姿勢の工夫

頸部前屈

頸部回旋

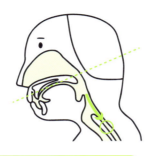
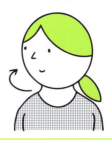

口や顎が閉じやすいので、食べ物を口の中に取り込みやすく、嚥下もしやすい

頸部を左右に回旋することで、反対側の梨状陥凹（りじょうかんおう）（嚥下障害で食べ物が貯まりやすい部位、食道の少し上にあるくぼみ）が広がり通過しやすくなる

食形態の調整・選択

飲み込みやすいソフト食や、液体ならとろみをつけることで食塊の移動速度を遅らせ、嚥下反射の惹起遅延に対応するなど

治療的アプローチの例

頭部挙上訓練（Shaker法）

- 舌骨上筋群というのどの筋肉を強化することで飲み込む力を強くし、食道の入り口を広げる訓練

ブローイング法

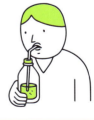

- 水に入れたストローをくわえてぶくぶくと息を吐いてもらう
- 鼻やのどの周りの神経や筋肉を活性化させて、呼吸のコントロールを改善する

08 リハビリテーションにおける栄養

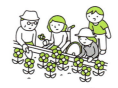

■ リハビリテーションにおける栄養とは

　低栄養状態（活動に必要なカロリーが摂取されない状態を含む）のままリハビリテーションを実施すると、リハビリテーション医療の効果が上がりにくいばかりか、栄養状態を含む全身状態の悪化を招く可能性があります。そのため、リハビリテーション医療の実施の際は、同時に栄養管理を行うことが欠かせません。たとえば、「1日○時間リハを実施する場合には、栄養管理として運動療法などで消費が見込まれる□kcalを追加する」とか、「1か月後に体重を△kg増加する目的で1日あたり◇kcalを追加する」など、個々の患者に対し具体的な数値目標を設定します。このようにリハビリテーション医療を実施できる身体づくりを並行して行うことが重要で、このことがサルコペニアやフレイルを防ぐことにもつながります。

■ リハビリテーションにおける栄養管理の考え方

　リハビリテーションにおける栄養管理で重要な点は、国際生活機能分類（ICF）を用いた問題点整理の一環として栄養管理を位置づけることです。日本リハビリテーション栄養学会が公表するガイドラインでは、脳血管疾患患者、大腿骨近位部骨折患者、成人がん患者など各疾患や病態に対するリハビリテーション医療の際の栄養（栄養強化療法等）に関する推奨度が示されています。現状ではエビデンスが確立されたとはいえませんが、このリハビリテーションにおける栄養管理の考え方は重要とされています。また、リハビリテーションでの栄養管理では、医師、管理栄養士を含む多職種の協働が重要です。近年、管理栄養士の回復期リハビリテーション病棟への配置が強化されるなど（➡P.52）、リハビリテーションにおける栄養管理の重要性の認識は広まりつつあります。

リハビリテーションでの栄養の考え方 図

ICFの生活機能モデルとリハビリテーションにおける栄養

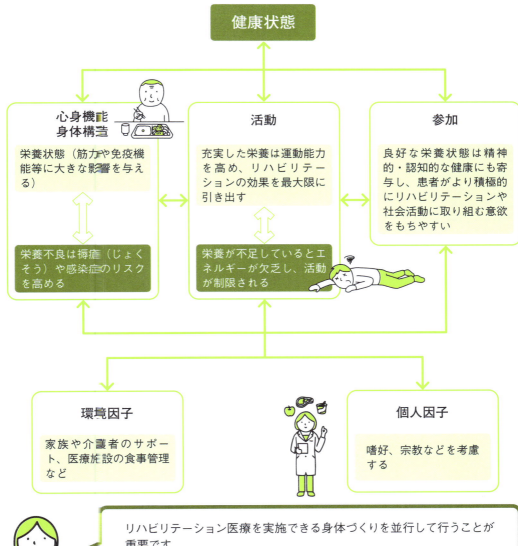

健康状態

心身機能 身体構造
栄養状態（筋力や免疫機能等に大きな影響を与える）

栄養不良は褥瘡（じょくそう）や感染症のリスクを高める

活動
充実した栄養は運動能力を高め、リハビリテーションの効果を最大限に引き出す

栄養が不足しているとエネルギーが欠乏し、活動が制限される

参加
良好な栄養状態は精神的・認知的な健康にも寄与し、患者がより積極的にリハビリテーションや社会活動に取り組む意欲をもちやすい

環境因子
家族や介護者のサポート、医療施設の食事管理など

個人因子
嗜好、宗教などを考慮する

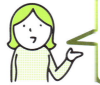

リハビリテーション医療を実施できる身体づくりを並行して行うことが重要です。
こうしたリハビリテーションにおける栄養管理の重要性の認識は広まりつつあります。

09 義肢装具療法

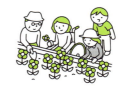

▊ 義肢装具療法の目的と制度

義肢と**装具**は、リハビリテーション医療の重要なツールの一つです。主に失った機能を補ったり、機能回復や機能低下防止を目的として製作され、リハビリテーション治療のなかで使用することで患者の活動を育みます。治療用のものは主に医療保険で、生活用のものは障害者手帳を取得し主に障害者総合支援法に基づいて製作されます。障害が残存する人にとっては、立位や歩行などを可能とするためになくてはならない存在です。

▊ 義肢装具の種類

義肢には、たとえば上肢を切断した場合、切断レベルに応じて上腕義手、前腕義手などがあります。また、用途によって能動用と装飾用のものがあり、近年は筋肉の電気信号により動作の制御を行う筋電義手もあります。義足には切断レベルに応じて股義足、大腿義足、下腿義足があります。義手、義足ともに、断端を収納するソケットと切断レベルや残存機能、用途に応じて必要となるパーツを組み合わせて製作されます。

装具には、身体の一部を外部から支えて関節の動きを制限し、保護することで、変形の矯正、関節運動の補助、疼痛の軽減、局所の安静などを図る目的があり、体幹装具には頸椎装具、胸腰椎装具、側弯矯正装具などがあります。上肢装具には肩装具、肘装具、前腕装具、手指装具などがあり、下肢装具には、股関節装具、長下肢装具、短下肢装具、膝装具など、そのほか目的に応じさまざまな装具があります。多くの義肢装具はまず医療保険で処方、製作されます。失った機能を補う目的で製作された装具は生活のなかでも使用を継続することが多く、装具の破損、不適合が生じた場合は、製作した義肢装具会社や処方した病院に問い合わせ修理や再製作をすることも必要です。

義肢と装具 図

義肢の種類

義手

上腕義手
肘より上の部分の切断で、上腕骨を切断された場合に使用する義手

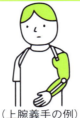
（上腕義手の例）

前腕義手
肘から先の部分（前腕部）からの切断に対しての義手

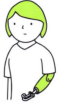
（前腕能動義手の例）

用途により、以下の種類がある
- 能動義手…義手の手先具や肘関節などの可動部分を操作して、手の機能を再現するための義手
- 装飾義手…外観を補うための義手
- 筋電義手…筋肉の電気信号により動作の制御を行う

義足

股義足（こそく）
股関節の離断・切断で使われる。安定性の高いカナダ式（カナディアン式）股義足がよく使用される

大腿義足
膝から上の切断で使用

下腿義足
膝から下の切断で使用する

（大腿義足の例）

装具の目的と種類

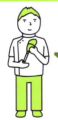

装具は、身体の一部を外部から支えて関節の動きを制限・保護することで、変形の矯正、関節運動の補助、疼痛の軽減、局所の安静などの目的があります。

体幹装具
首から腰にかけて装着する

（胸腰椎装具の例）

上肢装具
上腕から手指に装着する

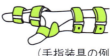
（手指装具の例）

下肢装具
股関節から足先の部分に装着

（短下肢装具の例）

10 リハビリテーション看護

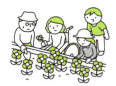

■ リハビリテーション看護の基本的な考え方

　リハビリテーション看護は、障害によってそれまでの生活や生き方の変更を余儀なくされている人を対象とし、その人らしさを尊重しながら生活の再構築に向けて援助することです。また、加齢や治療、出産などのイベントにより身体の構造や機能の変化が予測される人に対し、変化に伴う弊害の予防と変化への適応に向けて援助することでもあります。対象者を生活の視点から全体的に捉え、多職種と連携・協働して対象者中心のケアを提供することにより、その人の生活の質（QOL）の向上を目指します。これは、看護を提供する場や治療の段階に限定されるものではありません。看護師養成機関の教育内容で示される、成人、老年、小児、母性、精神、在宅の分野や、また看護系学会でみられるさまざまな分野（がん、糖尿病、感染症、ターミナルケア、周産期、在宅、認知症、クリティカルケアなど）のいずれにも含まれるものです。

■ 専門分野としてのリハビリテーション看護

　たとえば、近年は産前産後にも妊産褥婦を対象としたリハビリテーションが行われるようになっていますが、そこに携わる看護職がリハビリテーション看護師であるという認識はあまりされていません。専門分野としてのリハビリテーション看護は、脳血管障害のある人、運動器や循環器、呼吸器などに障害のある人、安静により心身の機能が衰えた人を対象として、リハビリテーションを効果的に実施できるよう体調管理を行うほか、訓練室でできるようになった日常生活活動を実生活でも使えるように促したり、障害のある状態に適応できるように心理的な支援、退院後の生活を送るための準備、再発防止や悪化防止のための教育指導、多職種でかかわる際の調整などを担います。

リハビリテーション看護の概要 図

リハビリテーション看護の基本

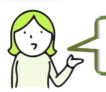

リハビリテーション看護は看護の専門分野の一つですが、どの分野でも共通して、生活の視点から以下のようなサポートを行います。

- 病気やけがなどで機能や能力が低下した人に、生活を再構築できるよう支援する

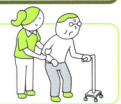

- 加齢や治療、出産などにより身体の構造や機能の変化が予測される人に、変化への適応に向けて支援する

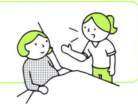

リハビリテーション看護が行われる場

リハビリテーション看護は、看護を提供する場や治療の段階に限定されず、いずれの分野・場面でも行われる

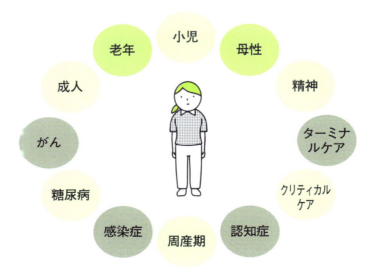

小児／母性／精神／ターミナルケア／クリティカルケア／認知症／周産期／感染症／糖尿病／がん／成人／老年

10 リハビリテーション看護

11

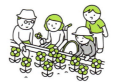

リハビリテーション工学①
バリアフリー・ユニバーサルデザイン

▶ バリアフリーとは

　身体機能に低下があると、日常的にさまざまな障壁（バリア）に直面します。たとえば、階段や段差は移動のバリアになりますが、現在では多くの駅にエレベーターやスロープが設置されています。障害者や高齢者にとっての障壁の除去、または除去された状態を**バリアフリー**と呼びます。また、情報の取得にもバリアはあり、視覚のみや聴覚のみに頼った情報伝達や操作は、その情報にアクセスできない人を生み出します。特にスマートフォンなどの情報通信端末は、多彩な情報へのアクセスを飛躍的に向上させた一方で、新たなバリアを生み出しました。そこで、文字の音声変換（音声合成）や音声の字幕表示（音声認識）、画面情報の拡大機能や色調整機能、音声操作機能などが情報バリアフリーとして活用されています。建築物のような**物理的課題から発展したバリアフリーは、社会制度のバリアや心理的なバリアにも対象を広げています。**

▶ ユニバーサルデザインとは

　駅の段差解消は身体機能に制限がある人だけでなく、重いキャリーバッグやベビーカーを使用する人にも便利です。障害者や高齢者が使いやすい製品や環境は、誰にとっても使いやすい可能性があり、こうした視点を重視した製品や環境の設計開発を**ユニバーサルデザイン**と呼びます。バリアフリーは障害者や高齢者向けという意味合いが強調されますが、**年齢、性別、人種等にかかわらず、多様な人々にとって便利な生活、利用しやすい環境を目指すところにユニバーサルデザインの本質があります。**少ない努力で直感的に利用できるユニバーサルデザインは、誰もが平等に参加できる社会に直結し、企業や社会全体に多くの利益をもたらすため、より重視されるようになっています。

リハビリテーション工学① 図

街や駅で見かけるバリアフリー

改札階移動用エレベーター
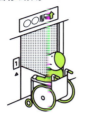

車いす対応トイレ
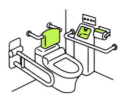

段差解消スロープ
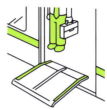

音声案内 点字ブロック
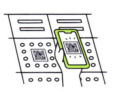

階段昇降機
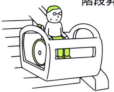

ユニバーサルデザイン

牛乳パック上面の切り欠き
- 触るだけで牛乳だと判別できる

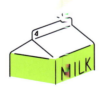

シャンプーボトル側面の突起
- 目を閉じてもリンスと区別できる

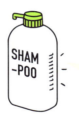

公共スペースを誰もが利用しやすくなるスロープ
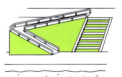

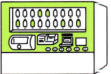

ピクトグラム
- 多くの人に情報を簡潔に伝達

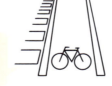

自動販売機の低い操作部と取出口
- 車いすの人や子どもも使いやすい

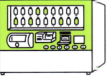

子ども連れなど多様なニーズに対応する多目的トイレ
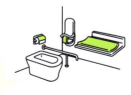

11 リハビリテーション工学①　バリアフリー・ユニバーサルデザイン

12 リハビリテーション工学②
福祉用具

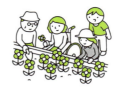

▶ 福祉用具とは

　日常生活に何らかの支援が必要な人の自立の促進や、生活機能の代行を目的とした製品が**福祉用具**です。福祉機器、介護機器、テクニカルエイドと呼ばれることもあります。日常生活のさまざまな場面に対応した福祉用具があり、その種類や用途は実に多彩です。リハビリテーションに関連して特に使用頻度の高い用具類は、介護保険制度で取り扱われる福祉用具で、レンタル対象用具（13種類）、買い取り対象用具（6種類）で構成されています。これらには、移動を支援する用具（車いす、つえ、歩行器）、介護ベッドと関連用具、入浴や排泄を支援する用具（シャワーチェア、ポータブルトイレ、自動排泄処理装置）、移動環境を整える用具（手すり、段差解消スロープ）などが含まれます。自立促進のほか、介護負担を軽減するための用具が中心です。

▶ 多彩な種類の福祉用具

　それ以外にも多くの種類の福祉用具があります。福祉用具の国際規格では、義肢装具、技能訓練用具、家事用具、コミュニケーション・情報支援用具、レクリエーション用具など11種の大分類に整理されています。介護保険以外にも、障害者総合支援法による給付制度や、自治体独自の地域支援事業などの給付制度を活用して、高齢者や障害者が必要な福祉用具を少ない経済的負担で利用できるしくみが整えられています。

　障害者や高齢者の身体状況や生活環境は多様であり、その人のニーズに適した用具の選択や、安全に活用するための対策には、多くの場合で専門家の関与が必要です。福祉用具は新しい製品が次々と開発されています。特に、意思の伝達を含めたコミュニケーション支援の用具は、高度な機能の製品が続々と登場しています。

リハビリテーション工学② 図

介護保険が対象とする福祉用具

レンタル品目

車いす	（要介護2以上）
特殊寝台	（要介護2以上）
床ずれ防止用具	（要介護2以上）
体位変換器	（要介護2以上）
移動用リフト	（要介護2以上）
徘徊感知器	（要介護2以上）
車いす付属品	（要介護2以上）
特殊寝台付属品	（要介護2以上）
自動排泄処理装置	（要介護4以上）
手すり	
スロープ	
歩行器	
歩行補助つえ	

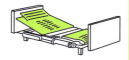
特殊寝台

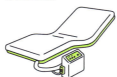
体位変換器

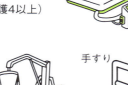
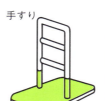
手すり

移動用リフト

買い取り品目

- 腰掛便座
- 入浴補助用具
- 簡易浴槽
- 自動排泄処理装置交換部品
- 移動用リフトのつり具
- 排泄予測支援機器

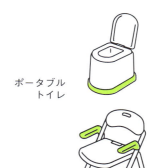
ポータブルトイレ

シャワーチェア

コミュニケーションを支援する福祉用具

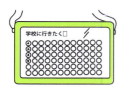

AAC（拡大・代替コミュニケーション）機器
- タブレットに拡大文字盤やアイコンを表示
- タップするとその内容を音声で読み上げ

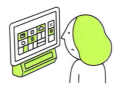

視線を検出して、画面のどこを見ているかで端末の入力操作ができる装置
手を使わなくても情報端末の操作ができる

音声を自動認識して文字情報に変換表示する機能
リアルタイム字幕や翻訳に活用できる

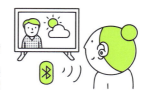

スマートフォンなどの音を伝送できる補聴器
- 周囲の雑音の影響を軽減、多人数の会話も聞きやすい

12 リハビリテーション工学② 福祉用具

13

リハビリテーション工学③
ロボット

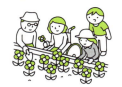

■ リハビリテーションの訓練に用いるロボット

　ロボットは、センサーからの情報に基づいた自律的で精密な応答や、複雑な動きを長時間にわたって正確に繰り返すなど、人には難しい作業を得意とします。医療施設のリハビリテーションでも、このような利点を活かしたロボット機器の導入が進んでおり、その代表例の一つは**歩行訓練支援ロボット**です。転倒防止対策によって安全性を確保した上で、望ましい歩行動作を継続できます。対象者ごとの難易度も調整でき、効果の高い訓練が可能です。**上肢訓練支援ロボット**は、センサーとモーターが協働して重力の影響も考慮した最適な補助を腕に加えることで、目的の上肢動作を達成します。最適な難易度での反復訓練は神経機能を効率よく回復させます。達成度データも詳細に収集できるため、ロボットを活用した訓練は診療報酬でも評価されています。

■ 生活支援のためのロボット

　高齢者の増加に伴う介護の人員不足をロボット技術で解決する取り組みも進行中です。重労働となる介護の負担を軽減するロボットには、介護者が装着するウェアラブル型や、特定の介護作業を代行する専用機器があります。対象者自身が操作する機器では、ジョイスティックやスイッチなどの残存機能を使った操作法の選択が重要です。

　感情認識機能や対話応答機能に基づく言語・非言語コミュニケーションをとおして精神機能を活発化したり、情緒の安定、孤独感の軽減に寄与するメンタルケアロボットも普及しています。さらに、外出が困難な障害者が物理的に移動することなく、ロボットを介して他所での対話や活動に参加する取り組みも行われています。どのロボットも高価で、コストに見合う利便性や省力化を達成できるかが今後の普及の鍵といえます。

リハビリテーション工学③ 図

リハビリテーション訓練支援ロボット

上肢訓練支援ロボット

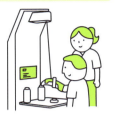

歩行訓練支援ロボット

手指訓練支援ロボット

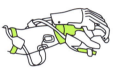

訓練支援ロボットのメリット
- 正確精密な運動制御
- データ収集が可能
- 長時間の訓練が可能
- 経験に依存しない訓練
- 個別対応
- モチベーション向上
- 安全性の向上

訓練支援ロボットのデメリット
- 高額な購入・維持費用
- 操作の複雑さ
- 技術的習熟の必要性
- 心理的な抵抗感
- 故障のリスク

生活を支援するロボット

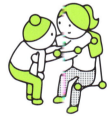

介護者に装着する介護支援ロボット
持ち上げ介助の腰への負担を軽減する

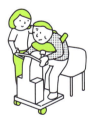

非装着型の移乗動作
介護支援ロボット

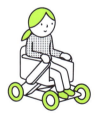

自律走行ができる
電動車いす

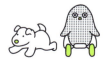

非言語コミュニケーションロボット
愛らしい動作や反応で感情を表現する

言語コミュニケーションロボット
音声を認識して対話や見守りができる

14 職業訓練・就労支援

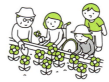

個人因子と環境因子へのサポート

　同じ力をもつ人でも、職場環境がその人の特徴に合い、周囲からの配慮が得られれば就労はうまくいきますが、職場環境が合わず配慮が得られなければ、うまくいかないでしょう。職業的活動を育むには、国際生活機能分類（ICF）でいう「障害の社会モデル」の視点から、個人因子と環境因子、双方をサポートすることが必要です。

障害のある人へのサポートと職場環境へのサポート

　障害のある人へのサポートを三つに分けて説明します。第1は**就労相談**です。ニーズを把握し、目標やプロセスを整理し、伴走的にかかわります。就労相談はさまざまな機関で行われますが、障害者就業・生活支援センターが代表的です。第2は**職業準備支援**です。地域障害者職業センターや就労移行支援事業等で、職業意識、自己理解、コミュニケーションや社会性、基礎的職業スキル等、さまざまなプログラムが提供されています。第3は**職業訓練**です。障害者職業能力開発校等で、情報処理、製パン、木工など、具体的技術に焦点を当てた訓練が行われています。

　次に重要なのは、その人に合った仕事・職場につなげ、働きやすい職場環境を調整するサポートです。その人に合った仕事への紹介は、通常はハローワークを通して行われます。その後、障害者就業・生活支援センター、就労移行支援事業、さまざまな機関に所属するジョブコーチ等が、職場の上司や同僚と密接に連携し、担当業務、仕事の行い方や要求水準、物理的環境、人的支援等の調整を継続的に行います。こうした集中的支援の後、中・長期的に状況を把握し、障害のある人と企業、そして家族を継続的に支援する**就労定着支援**も重要です。

職業訓練・就労支援の概要 図

障害のある人へのサポートと職場環境へのサポート

職場環境へのサポート

障害のある人の特徴に応じた職場環境の調整をジョブコーチやその他の就労支援機関が行う

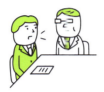
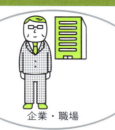

企業・職場

職場の環境因子
- 業種・業務
- 物理的環境
- 要求水準
- 人的支援
- 労働条件
- 通勤距離
- 社風・文化 など

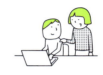

ジョブコーチや就労支援機関が職場と連携して調整

ハローワーク等を通してマッチング

障害のある人へのサポート

障害者就業・生活支援センター等

就労相談 サポートの調整

就労移行支援事業

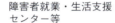
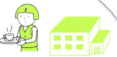

障害者職業能力開発校

具体的な職業技術の習得

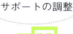

地域障害者職業センター

基礎的で幅広い職業準備性の習得

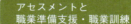

アセスメントと職業準備支援・職業訓練

基本的な職業能力や障害特性の把握
職業上の課題の把握や改善
職業に関する基礎知識の習得
社会生活技能やビジネスマナー等の向上

就労相談

ニーズ把握
目標・プロセスの整理・伴走

15 心理療法・カウンセリング

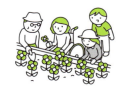

▍心理療法の役割

　人は障害を負うとさまざまな心理的苦悩が発生します。一般的に多いのは、抑うつ、不安、自尊心の低下、障害を受容できない等ですが、これらが絡み合い社会復帰の意欲の低下も生じます。この苦悩はリハビリテーションの技術訓練等によって機能回復・代償がなされると解消されることが多くあります。障害を負ったときの心理的苦悩の中心には「行動主体としての自己」の低下があるといわれており、リハビリテーションでこれが回復することで、さまざまな心理的苦悩の解消につながります（心理的適応）。しかし、こうした心理的苦悩が強すぎると、訓練に取り組むこと自体が難しくなります（**訓練阻害要因**）。訓練阻害要因の典型は、抑うつ、不安、そして訓練意欲の低下です。特に抑うつは、障害を負う以前に本人のなかに形成されていた否定的な障害者イメージから生み出され、本人の障害の受容とも関連します。これらの訓練阻害要因の低減には、グループカウンセリングと認知行動療法による心理療法的アプローチが有効です。

▍訓練阻害要因を取り除く心理療法的アプローチ

　グループカウンセリングでは、同じ障害のある他者の話を聞くことによる障害者イメージの肯定的な変化、障害の受容の高まり、訓練意欲の向上が生まれます。**認知行動療法**では、グループカウンセリング・技術訓練への積極的な関与を促し、そこでの体験を再度認知行動療法で話し合うことで、自己イメージや抑うつ状態の改善をもたらします。技術訓練への関与はさらに積極的になり、心理的効果も大きくなっていきます。こうした心理療法的アプローチは、特に心理的苦悩が強く訓練への参加意欲が低い対象者に必要で、リハビリテーションが行われる施設・機関のなかでの実施が重要です。

リハビリテーションと心理療法　図

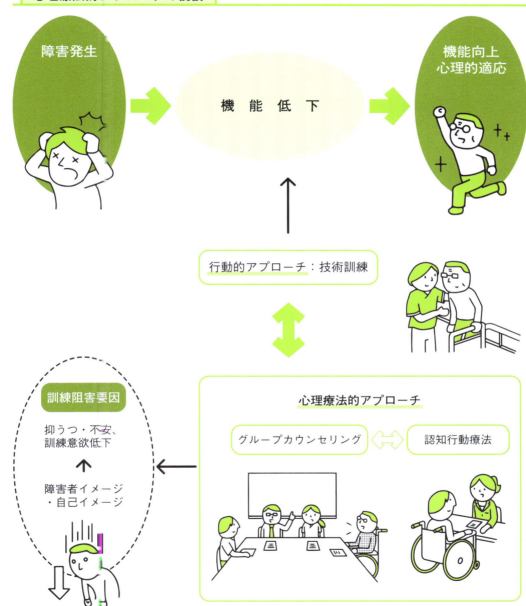

15　心理療法・カウンセリング

第 5 章

障害・疾患ごとのリハビリテーション

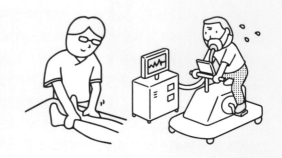

01 脳血管疾患の リハビリテーション

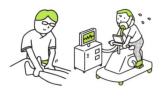

脳血管疾患患者の障害とは

脳血管疾患とは、脳動脈の異常により起こる病気の総称です。脳梗塞、一過性脳虚血発作（TIA）といった血管狭窄や閉塞を原因とした虚血性の疾患と、血管が破れて破綻した結果生じる脳出血、くも膜下出血などの出血性の疾患に分けられます。梗塞や出血箇所、範囲によって障害は異なりますが、脳血管疾患により、上下肢麻痺、痙縮（けいしゅく）などの運動障害、感覚障害（痺れや感覚低下など）、嚥下障害、視野障害、構音障害、膀胱直腸障害（排泄の障害）、高次脳機能障害、精神症状などが組み合わさった心身機能や身体構造の障害を認めます。また、食事動作や整容・更衣、トイレ動作などのセルフケア、排泄ケア、移乗や移動、コミュニケーション、社会認識などの日常生活活動（ADL）の自立度が低下する活動の障害、就労や地域活動への参加の障害もきたします。

リハビリテーション診療

発症初期の急性期では意識障害であることも多く、障害の評価が困難です。疾患治療に加えて、ポジショニング調整、筋力増強訓練や関節可動域訓練などの廃用予防を行います。回復期（全身状態が安定した頃〜発症6か月くらいまで）はリハビリテーション治療により心身機能や身体構造の障害の改善が最も期待できる期間です。上記の訓練に加え、装具を使用した歩行訓練や上肢の巧緻性向上の訓練、構音障害や失語に対する言語訓練、嚥下評価を基にした嚥下訓練を行います。高次脳機能障害の評価と環境調整、生活場面に合わせたADLに対して動作の反復訓練も行います。発症6か月以降は障害が固定する時期となります。障害によるADL障害やそれに伴う参加制約を判断し、環境に合わせたリハビリテーション治療を実施します。

脳血管疾患で起きる障害とリハビリテーション 図

脳血管疾患で起きる主な障害

運動障害
- 上下肢麻痺（運動の麻痺）
- 痙縮 など

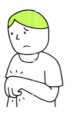

感覚障害
- 痺れや感覚低下 など

嚥下障害

視野障害

構音障害

高次脳機能障害
- 失語症
- 注意障害
- 記憶障害
- 遂行機能障害 など

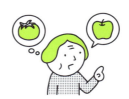

膀胱直腸障害
（排泄の障害）

脳血管疾患での主なリハビリテーション

発症初期
- 疾患治療
- 拘縮予防を目的としたポジショニング調整
- 廃用予防のための筋力増強訓練
- 関節可動域訓練

回復期
発症初期の訓練に加えて
- 装具を使用した歩行訓練
- 上肢の巧緻性向上の訓練
- 言語訓練　● 嚥下訓練
- 高次脳機能障害の評価と環境調整
- 生活場面に合わせた反復訓練 など

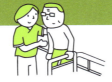

生活期
ADL障害とそれに伴う参加制約から環境に合わせたリハビリテーション

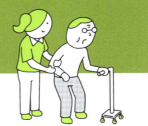

01 脳血管疾患のリハビリテーション

02 運動器疾患のリハビリテーション

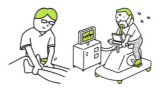

● 運動器疾患のリハビリテーションの目的と重要性

　運動器疾患のリハビリテーションは、筋骨格系に影響を与える疾患や損傷の回復と機能改善を目的としています。これには骨折、関節炎、靱帯損傷、筋肉損傷などが含まれます。リハビリテーションの重要性は、痛みの軽減、可動域の拡大、筋力の回復及び全体的な生活の質の向上にあります。**具体的には、運動療法、物理療法、作業療法、装具療法、さらには患者の教育が含まれます**。適切なリハビリテーションは、回復を早めるだけでなく、再発を防ぐためにも重要です。その過程では、医師、理学療法士、作業療法士、看護師、義肢装具士など、多職種が協力して患者をサポートします。

● 運動器疾患のリハビリテーションの具体的方法

　リハビリテーションの具体的方法には、まず運動療法が挙げられます。**運動療法**では、関節可動域訓練、筋力増強訓練、有酸素運動などを通じて、筋肉と関節の機能を回復させます。**物理療法**では、温熱療法、冷却療法、電気刺激、超音波療法などが用いられ、痛みの軽減と炎症の抑制を図ります。**作業療法**では、日常生活活動の訓練や、特定の作業を行うためのスキルを向上させるプログラムが提供されます。**装具療法**では、下肢装具やスプリントなどを使用して関節や筋肉をサポートし、適切な位置に固定したり、免荷する（装具で骨折やけががある部位に荷重をかけないようにする）ことで、機能の回復を助けます。さらに、**患者教育**も重要であり、自宅で行うエクササイズや正しい姿勢の指導、再発を防ぐためのアドバイスが含まれます。

　これらのアプローチを組み合わせることで、患者の早期回復と長期的な機能維持が期待されます。

運動器疾患リハビリテーションの概要　図

運動器疾患のリハビリテーションの目的や対象疾患等

運動器疾患のリハビリテーション＝**筋骨格系に影響を与える疾患や損傷の回復と機能改善が目的**

- 骨折
- 関節炎
- 靱帯損傷
- 筋肉損傷　など

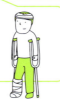

↓

痛みの軽減、可動域の拡大、筋力の回復、全体的な生活の質の向上が重要

運動器疾患のリハビリテーションの具体的方法

運動療法
関節可動域訓練、筋力増強訓練、有酸素運動などを通じて、筋肉と関節の機能を回復

物理療法
温熱療法、冷却療法、電気刺激、超音波療法などで、痛みの軽減と炎症の抑制を図る

作業療法
日常生活活動訓練や、特定の作業を行うためのスキルを向上させるプログラムを提供

装具療法
下肢装具やスプリントなどで適切な位置に固定したり、免荷することで、機能の回復を助ける

患者教育
自宅で行うエクササイズや正しい姿勢の指導、再発を防ぐためのアドバイスを含む

→ 患者の早期回復と長期的な機能維持

02　運動器疾患のリハビリテーション

03 心臓疾患のリハビリテーション

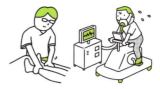

■ 心臓リハビリテーションとは

心臓病の患者は、心臓の働きが低下するとともに、安静を続けたことにより体力や体の調節機能も低下しています。退院後の生活や活動についての不安もあります。心臓疾患のリハビリテーション（**心臓リハビリテーション**）は、患者が自信をもって快適な家庭生活や社会生活に復帰するとともに、病気の再発予防や健康寿命の延伸を目指す治療プログラムです。入院中のリハビリテーションだけでなく、退院後の外来でも**運動療法**として継続します。また、**食事指導**や**カウンセリング**も併せて行い、病気とともにある健康的な生活を身につけるようにしていきます。体力の向上だけでなく心身にとってさまざまな良い効果が認められ、症状や生活の質（QOL）を改善し、心臓病による再入院を減らします。心筋梗塞では長期的な死亡率を低下させることも報告されています。

■ 心臓リハビリテーションの対象と方法

心臓リハビリテーションは大きく、発症や手術から離床までの「**急性期**」、離床後の「**回復期**（前期回復期、後期回復期）」、その後生涯を通じて行われる「**維持期**」の三つの時期に分けられます。医療機関で実施される心臓リハビリテーションは、心筋梗塞後、慢性心不全、狭心症、心臓手術後、大血管疾患、下肢閉塞性動脈硬化症、経カテーテル大動脈弁置換術後、肺高血圧症が主な対象となり、開始から150日の期間（後期回復期までの期間）、医療保険が適用されます。**外来心臓リハビリテーション**は１回あたり60分程度、頻度は最大週３回で行われます。トレッドミル歩行運動や自転車エルゴメータ運動による有酸素運動が主体となります。運動強度は、心肺運動負荷試験で個別に判定される嫌気性代謝閾値レベルを用います（運動処方）。

心臓リハビリテーションの概要 図

心臓リハビリテーションで期待できる効果

- 運動能力・体力の向上により、日常生活で心不全の症状（息切れなど）が軽くなる
- 筋肉量が増えて楽に動けるようになり、心臓への負担が減る
- 心臓の機能が良くなる
- 血管が広がりやすくなり、身体の血液循環が良くなる
- 動脈硬化が進みにくくなり、既にできている動脈硬化性プラーク（血管の壁の盛り上がり）が小さくなる
- 血管が広がって高血圧が改善する
- インスリンの効きが良くなって血糖値が改善する
- 自律神経が安定して不整脈の予防になる
- 運動を行うと仕事や家庭生活、社会生活の満足度が高くなる

心臓リハビリテーションの対象と内容

心臓リハビリテーションの主な対象

- 心筋梗塞後
- 慢性心不全
- 狭心症
- 心臓手術後
- 大血管疾患
- 下肢閉塞性動脈硬化症
- 経カテーテル大動脈弁置換術後
- 肺高血圧症

外来心臓リハビリテーションの主な内容

- トレッドミル歩行運動
- 自転車エルゴメータ運動

などの有酸素運動が主体

心肺運動負荷試験で個別に判定される嫌気性代謝閾値（けんきせい　いきち）レベル（患者の乳酸が産生される運動レベル）を用いて行い、筋力増強運動が併用されることもある

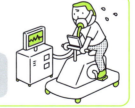

外来心臓リハビリテーションと併せて自宅周辺環境での運動習慣の確立も重要で、維持期※においても自己管理で運動療法を継続することが大切です。

※日本リハビリテーション医学会では「生活期」の用語を推奨しており、リハビリテーション医学・医療・支援の分野で「生活期」が用いられることが多くなっているが、日本心臓リハビリテーション学会においては、時期区分の概念が異なり、相当する時期区分として「後期回復期」「維持期」を用いている

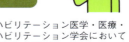

04 呼吸器疾患の
リハビリテーション

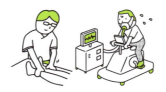

▌呼吸リハビリテーションの目的

　呼吸器疾患のリハビリテーション（**呼吸リハビリテーション**）は慢性閉塞性肺疾患などの呼吸器に関連した病気をもつ患者が、疾患の進行を予防あるいは健康状態を回復・維持するため、疾患を自身で管理して自立できるよう生涯にわたり支援していくための包括的介入のことです。そのため多職種の専門家、例えば医師、看護師、理学療法士、作業療法士、管理栄養士、心理職などがチームを組んで、患者に最適なリハビリテーションプランを提供します。呼吸困難の軽減、運動耐容能（いわゆる体力）の向上、ADLや抑うつ・不安の改善、入院回数・期間の減少など、多くの効果があります。

▌呼吸リハビリテーションの具体的方法

　呼吸リハビリテーションは、病態に応じて生活期から終末期まで継続して実施される治療介入です。コンディショニング、運動療法、日常生活活動（ADL）訓練、セルフマネジメント教育、栄養指導や心理サポートなどが含まれます。**コンディショニング**は、呼吸練習、リラクゼーション、胸郭可動域練習や排痰法などがあり、運動療法を効率的に行うための介入です。**運動療法**では、ウォーキング、自転車エルゴメータ運動、筋力トレーニングなどが行われ、全身の持久力と筋力を強化します。**ADL訓練**は、呼吸困難を軽減する動作の練習や環境調整を行い、QOL向上を目指します。**栄養管理**では、適切な栄養摂取を通じて体力の維持・向上を図ります。**心理サポート**では、呼吸困難や病気に対する不安を軽減するためのカウンセリングやメンタルヘルスケアが提供されます。これらの方法を組み合わせることで、患者はより良い呼吸機能を保ち、日常生活をより快適に過ごすことができるようになります。

呼吸リハビリテーションの概要 図

呼吸リハビリテーションの目的と多職種のかかわり

呼吸リハビリテーションの目的

慢性閉塞性肺疾患などの呼吸器に関連した病気をもつ人に
- 疾患の進行を予防
- 健康状態を回復・維持
- 疾患を自身で管理して自立できるよう支援

医師、看護師、理学療法士、作業療法士、管理栄養士、心理職などによるチームでの包括的介入

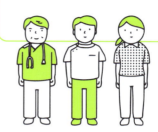

呼吸リハビリテーションの具体的方法

コンディショニング
基本呼吸練習、リラクゼーション、胸郭可動域練習や排痰法など→運動療法を効率的に行うための介入

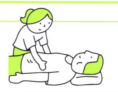

運動療法
ウォーキング、自転車エルゴメータ運動、筋力トレーニングなど→全身の持久力と筋力を強化

ADL訓練
呼吸困難を軽減する動作や環境調整など→QOL向上を目指す

栄養管理
適切な栄養摂取→体力の維持・向上を図る

心理サポート
カウンセリング、メンタルヘルスケア→呼吸困難や病気に対する不安を軽減

病態に応じて生活期から終末期まで継続して実施

04 呼吸器疾患のリハビリテーション

05 摂食嚥下障害のリハビリテーション

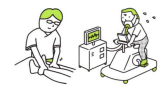

🟢 摂食嚥下とは

　摂食嚥下とは、栄養を口から取り込むために行われる一連の運動のことで、生きていく上で欠かせない運動の一つです。食物を認識する（**先行期**）・口に取り込み咀嚼し食塊（口の中の咀嚼物の塊）を形成する（**準備器**）・咽頭（のどの奥）への送り込み（**口腔期**）・食塊の飲み込み（**咽頭期**）・食道の通過（**食道期**）に分けられます。脳卒中や加齢で、この摂食嚥下機能がうまくできなくなったものを**摂食嚥下障害**といいます。食物や唾液がうまく飲み込めないため、栄養を十分に摂取できないだけでなく食物や唾液が気管や気管支に入り込んで、誤嚥性肺炎などを引き起こす可能性があります。

🟢 摂食嚥下障害のリハビリテーションの流れ

　摂食嚥下障害のリハビリテーションで大切なことは、飲み込みの状態を的確に診断することです。嚥下造影検査や嚥下内視鏡などを使った診断に基づいてリハビリテーションを行います。摂食嚥下のリハビリテーションには大きく分けて、**間接訓練**と**直接訓練**があり、間接訓練は食物を使わず行います。直接訓練は、実際の食物を用いた訓練で、食物にとろみをつける、ミキサーにかける、ペースト状にする、刻みにするなど食べやすい形態を調整したり、食べやすい姿勢を整えたりします。また、実際に食物で練習をする場合は、食物を飲み込んだ後に空飲み込みをする複数回嚥下、のど越しの良いゼリーなどと交互に嚥下する交互嚥下、横向き嚥下、うなずき嚥下など、患者の状態に合わせリハビリテーションを行います。摂食嚥下障害により栄養が十分に摂取できない場合、経鼻経管栄養（鼻から管を通して胃に食物を流し込む方法）や胃ろう（皮膚から胃に穴をあけて管を通す方法）からの栄養補給で、栄養を補う場合もあります。

摂食嚥下障害リハビリテーションの概要　図

嚥下の5期

先行期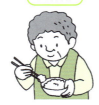
食事・食物を認知する

準備期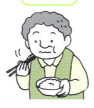
口へ取り込み、咀嚼し食塊を形成する

口腔期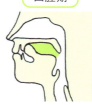
咽頭への送り込み

咽頭期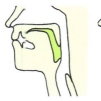
咽頭通過・食道への送り込み（嚥下反射）

食道期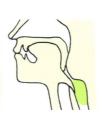
食道通過

摂食嚥下の直接訓練と間接訓練

摂食訓練（直接訓練）
実際に食べる訓練

基礎的訓練（間接訓練）
食物を用いない訓練

間接訓練
- 口唇・舌・頬の運動
- 構音訓練
- 呼吸・咳訓練
- のどのアイスマッサージ

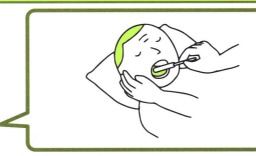

05　摂食嚥下障害のリハビリテーション

06 小児疾患の リハビリテーション

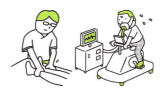

▶ 小児疾患の障害とは

　小児疾患は非常に多岐にわたります。また、生涯にわたって障害とともに生活するため、成長・発達に伴った環境も目まぐるしく変化することが特徴です。疾患として把握するよりも、リハビリテーション治療が必要な障害を、原因疾患、成長・発達に応じて評価、診断すること、発達検査や知能検査だけにとらわれず、日常生活活動（ADL）の自立度を評価することが重要です。リハビリテーション領域で扱うことの多い疾患・障害としては、脳性麻痺による運動発達遅滞や精神発達遅滞、ダウン症候群をはじめとする染色体異常による精神運動発達遅滞、視覚障害、聴覚障害、二分脊椎による対麻痺や排泄障害、医療的ケアの必要な重症心身障害児があげられます。

▶ リハビリテーション診療

　一度獲得した機能を再び獲得することを目標にする成人と異なり、小児の場合は成長・発達を促すことがリハビリテーション治療の一つとなります。また、言語理解が十分でない場合も多く、訓練は基本的に遊びのなかから機能獲得を目指します。進行性疾患でなくとも、筋緊張の異常や活動性の低下によって筋骨格系が変化して二次的な障害をきたすため、早期からの介入により、障害を評価、訓練していくことが重要です。発達を促す、筋力強化や姿勢改善、歩行の改善などの身体面の向上、療育・教育の場から社会参加を促す精神面の向上に加え、ADL向上のため、セルフケアや排泄に関しても繰り返しの訓練が必要となります。また、生涯にわたったかかわりで利用できる制度やサービスも変化します。定期的な医療機関の受診や療育・教育、社会福祉とのかかわりを途絶えさせないことも必要です。

小児疾患のリハビリテーション 図

リハビリテーション領域で扱うことが多い小児疾患・障害

- 脳性麻痺（運動発達遅滞や精神発達遅滞）
- ダウン症候群などの染色体異常（精神運動発達遅滞）
- 視覚障害
- 聴覚障害
- 二分脊椎による対麻痺や排泄障害
- 医療的ケアの必要な重症心身障害児　など

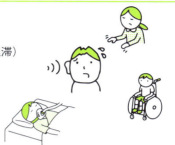

小児疾患では、リハビリテーション治療が必要な障害を、原因疾患、成長・発達に応じて評価・診断し、発達検査や知能検査だけにとらわれず、日常生活活動（ADL）の自立度を評価することが重要です。

小児疾患リハビリテーションの特徴

- 成長・発達を促すことがリハビリテーション治療の一つとなる　⇔　（成人の場合：一度失った機能の再獲得）

- 遊びのなかから機能獲得を目指す訓練が多い

- 二次的障害を予防するため、早期からの介入で障害を評価、訓練していくことが重要

- 身体面（筋力強化や姿勢・歩行など）の向上や精神面（社会参加など）の向上に加え、ADL向上のためのセルフケアや繰り返しの訓練が必要

小児期だけでなく生涯にわたったかかわりとなり、医療、療育・教育、社会福祉とのかかわりを途絶えさせないことが重要です。

06　小児疾患のリハビリテーション

07 精神科領域疾患のリハビリテーション

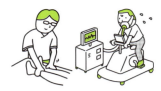

精神科領域疾患のリハビリテーション

精神科領域疾患のリハビリテーション（**精神科リハビリテーション**）は、精神疾患に罹患した人の機能回復を支援し、自身が選択する環境で満足できる生活を送れることを目的として行われます。対象となる精神疾患は、かつては統合失調症が多数を占めていましたが、うつ病をはじめとする気分障害、アルコール症などの依存症、ストレス関連障害、発達障害などにも広がっています。リハビリテーションは、医療機関内で退院（社会復帰）を目指す活動として始まり、心理社会的リハビリテーションの原則（**右図**）を踏まえたプログラムが医療機関内外で広く行われるようになっています。その代表的モデルに、再発予防モデル、職業リハビリテーションモデル、包括的生活支援プログラム（ACT）などのケアマネジメントモデル、クラブハウスモデルなどがあります。

精神科リハビリテーションの具体的な内容

精神科リハビリテーションの具体的技法として、精神科作業療法、社会生活技能訓練、本人や家族に対する心理教育、認知行動療法、集団精神療法、依存症回復プログラム、WRAP（元気回復行動プラン）、芸術療法、レクリエーションなどが挙げられます。これらは、医療機関では入院中の患者に対する精神科作業療法をはじめとして単独で実施されるほか、外来患者に対するデイケア（ナイトケア、ショートケアも含む）プログラムにおいて、週単位、月単位で時間割を組んで実施されています。

地域では、障害者総合支援法に規定される日中活動と住まいの場に関する支援を組み合わせて生活の維持、向上を図ります。就労移行支援事業所では個別就労支援プログラム（IPS）などの有効性が報告されています。

病院や地域で行われる精神科リハビリテーション　図

精神障害者に対する心理社会的リハビリテーションの原則

①成長と変化を信じる
②技能の獲得に向けた教育的アプローチをとる
③自己決定の原則を尊重する
④ノーマライゼーションを目標とする
⑤個別的ニーズとケアを重視する
⑥スタッフのメンバーに対する人間的な配慮とパートナーシップを重視する
⑦早期介入する
⑧環境に積極的に働きかけ、人々の偏見なども変えていく
⑨無期限の参加を保障する
⑩就労を重視して援助する
⑪医学的な援助より社会的な援助に重点をおく

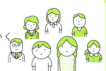

出典：Levin S, Brekke J.S. Factors related to integrating persons with chronic mental illness into a peer social milieu. Community Mental Health Journal.29(1):25-34,1993.（白石訳）

主にうつ病休職者が参加するリワークプログラムの月間スケジュール例

	月	火	水	木	金
1週目	オリエンテーション	心理教育（うつ病とは）	心理教育（治療内容）	心理教育（再発予防①）	課題設定（集団討議①）
2週目	ストレス対処法	認知行動療法（基本）	認知行動療法（集団）	アサーショントレーニング	健康管理
3週目	WRAP①	WRAP②	問題解決法①	問題解決法②	課題設定（集団討議②）
4週目	ロールプレイ①	ロールプレイ②	課題の成果発表	心理教育（再発予防②）	振り返り翌月の課題

※午後は、火曜と木曜は健康体操、ストレッチ、リラクゼーションなど。それ以外は個人プログラム（オフィスワークなど）に取り組む

> デイケアプログラムのうち、うつ病患者などの職場復帰を目指すプログラムを特にリワークプログラムと呼びます。

障害者総合支援法での日中活動と住まいの場の組み合わせ

日中活動の場
- 療養介護
- 生活介護
- 自立訓練（機能訓練・生活訓練）
- 就労移行支援
- 就労継続支援（A型・B型）
- 地域活動支援センター

＋

住まいの場
- 障害者支援施設の施設入所支援

または

- 居住支援（グループホーム、福祉ホームの機能）

07　精神科領域疾患のリハビリテーション

08 視覚障害者のリハビリテーション

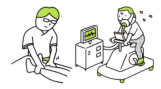

■ 医学的リハビリテーションの「ロービジョンケア」

　視覚障害は感覚機能障害なので、運動機能障害などのリハビリテーションプロセスとは異なる面もありますが、基本的なアプローチは同じです。

　視覚の活用が可能な場合は、「医学的リハビリテーション」として眼科医療で「**ロービジョンケア**（Low Vision Care）」を提供します。

　ロービジョンケアでは、医師や視能訓練士、看護師などの専門職が眼科で可能なケアを実施しています。具体的には、視機能の改善に必要な治療を行い、視力や視野などの視機能の状態を正確に評価した上で、文字などを読みやすくする眼鏡や拡大鏡、羞明（まぶしさ）を軽減させる遮光眼鏡などの補助具の選定、情報提供、心理的サポートなどを行います。しかし、眼科で対応可能なことは限られます。そこで、視覚障害者の状況に応じて、社会・職業・教育・リハビリテーション工学などの他の専門機関につなぐ窓口の役目も担っています。

■ 視覚障害リハビリテーションによる連携

　視覚の活用が困難で視覚以外の感覚（聴覚や触覚など）を主に活用する人に対しては、**視覚障害リハビリテーション**で支援します。

　視覚障害リハビリテーションでは、「社会的リハビリテーション」として視覚障害者生活訓練等指導者（歩行訓練士）等が日常生活訓練や歩行訓練などを、「職業的リハビリテーション」では職業訓練や就労支援を、「教育的リハビリテーション」では教育的支援を、「リハビリテーション工学」では新しい補助具の開発などを行っています。ここでも、多施設多職種の専門家によるチームアプローチと連携が重要です。

視覚障害リハビリテーションの概要　図

ロービジョンケアと視覚障害リハビリテーション

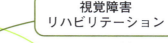

ロービジョンケア※
(Low Vision Care)

視覚障害リハビリテーション

<対象>
視覚の活用が可能な人

視覚と他の感覚を併用

<対象>
視覚の活用が困難な人
視覚以外の聴覚・触覚などを主に活用

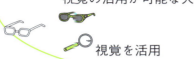
視覚を活用

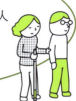

※現在のところ、ロービジョンケアの対応ができる眼科は限られている（↓参照URL）
- https://www.gankaikai.or.jp/lowvision/shisetu/（日本眼科医会）
- https://www.jslrr.org/low-vision/institutions（日本ロービジョン学会）

視覚障害リハビリテーションの全体像

医学的リハビリテーション
（眼科医療：ロービジョンケア）
- 治療による視機能改善・身体障害者手帳の申請
- 視機能評価（視力・視野など）
- 補助具の選定・訓練
- 情報提供（社会・職業・教育リハとの連携）
- 心理的サポート　など

眼科医・視能訓練士・看護士
臨床心理士・MSW など

社会的リハビリテーション
（視覚障害者支援施設など）
- 日常生活訓練
- 歩行訓練
- コミュニケーション訓練
（音声PC・点字）　など

視覚障害生活訓練等指導者
（歩行訓練士　など）

職業的リハビリテーション
（就労支援施設など）
- あんまマッサージ指圧師
・はり師・きゅう師）養成
- 職業訓練　など

特別支援学校教員
施設の就労支援担当者
など

教育的リハビリテーション
（特別支援学校など）
障害のある幼児・児童・生徒を対象とした教育的支援
- 自立活動
- 専門教育（職業教育）
- 進路指導など

特別支援学校・特別支援学級
教員など

リハビリテーション工学
（医工連携）
- 新しい補助具（コミュニケーションツール等）の開発
など

リハビリテーション工学技士
など

08　視覚障害者のリハビリテーション

09 聴覚障害者のリハビリテーション

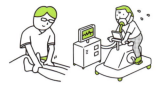

▶ 聴覚障害の影響

難聴の程度は軽度～重度まであり、高度化するほど聞き取りは困難となります（**右図**）。また、重症度が同じでも「聞こえの感じ方」は各自異なるため、個々の背景や特殊性を考慮した対応が求められます。聴覚の障害は、音声コミュニケーション、心理・社会的側面にも影響を及ぼします。小児期の発症は、言語習得や社会性の発達の阻害要因となりやすく、成人期の難聴は社会からの疎外感や孤立感を招き、社会とのつながりに制限を受けます。これらの二次的・三次的影響を軽減するには、年齢にかかわらず難聴を早期に発見・診断し、介入することが肝要です。

▶ 聴覚障害者のリハビリテーションの概要

リハビリテーションの内容は、難聴の発生時期、重症度、補聴機器の活用などによって大きく異なります。小児においては、養育者によるコミュニケーションモード（音声、手話など）の選択に添い、音声言語をベースにする場合は、補聴器や人工内耳などを使用して聴覚活用し、言語・コミュニケーションを習得していきます。一方、手話を第一言語として選択する場合は、手話で言語・コミュニケーションを指導できる施設で療育します。いずれにしても、難聴児だけでなく、家族支援も重要です。

成人では、人生の途中で聴覚障害となる中途難聴・失聴者及び加齢性難聴の人がリハビリテーションの対象となります。働き盛りに音声コミュニケーション手段を奪われることによる経済基盤の揺らぎ、家庭や社会生活、心理的ストレスなどは計り知れません。補聴器や人工内耳を活用することで、再び、音声コミュニケーションを楽しみ、社会参加を促進することもできます。

聴覚障害の影響とリハビリテーション 図

難聴の程度と日常会話音の聞き取り

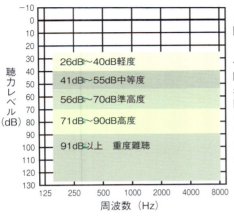

聴力レベル	程度
26dB～40dB	軽度
41dB～55dB	中等度
56dB～70dB	準高度
71dB～90dB	高度
91dB以上	重度難聴

日常会話音の聞き取りの不自由度
↓
- 小さな声は聞きづらい
- 隣室からの声に気付かない
- 複数の人の会話に入るのが困難
- やや大きめの声でも聞き誤る
- 自分の発声もほとんど聞こえない

聴覚障害による影響

- 音声情報の入力制限
- コミュニケーション手段や疎通性の制限
- 自己と環境との調整（身体の安全、状況把握）
- 心理的・情緒的側面（孤立感、疎外感、不安感など）
- 言語習得・学習面
- 社会的・情緒的発達
- 社会参加の制限

聴覚障害のリハビリテーションに至る流れ

 小児 — 子どもが本来もつ能力に対する支援なので、（リ）を除き「ハビリテーション」という

 成人 — 高齢難聴者は意思疎通が悪いと認知症に間違われやすく、家族を含むコミュニケーション指導で改善する

発見
- 小児：新生児聴覚スクリーニング検査／乳幼児健診／学校健診
- 成人：職場健診／人間ドック／本人・周囲の気づき

↓

評価・診断
- 小児：病院受診　聴性行動反応、ABR、ASSRなどの各種聴覚検査、発達検査　など
- 成人：病院受診　純音聴力検査、語音聴力検査などの各種聴覚検査

↓

介入（指導・訓練）
- 小児：補聴器や人工内耳の選択・適合／聴覚活用／言語・コミュニケーション／発声発語／読み書きリテラシー指導／障害認識・セルフアドボカシー／家族支援
- 成人：補聴器や人工内耳の選択・適合／聴覚活用／読話・手話／説明・相談やカウンセリング

> 小児では、生後1か月内に新生児聴覚スクリーニング検査で難聴を発見し、3か月までに精密検査で診断、6か月までに療育を開始する（1-3-6ルール）ことで重度難聴でも聴児同様の言語習得が可能といわれている

09 聴覚障害者のリハビリテーション

10 がんの リハビリテーション

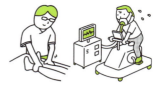

■ がんのリハビリテーションとは
　がんのリハビリテーションは、がんと診断されたときからスタートします。治療が始まる前、治療中や治療後、場合によって再発や入退院を繰り返す際にはその時期も、また緩和ケアを対象とした時期も含めて、亡くなるまでの間を通して行うものです。
　がんそのものやがん治療による影響から生じる不快な症状や身体の動きの悪さ、動作の困難さなどに対して、できるだけ症状を緩和したり、機能を回復したり、それによって動作を楽に行うことができるようにリハビリテーション治療を行います。そして、いずれの時期においても患者の生活の質（QOL）を維持、向上することを最大の目的としています。

■ がんのリハビリテーションの分類
　がんのリハビリテーションは、がんの病期によって四つの時期に分類されています。一つ目は、診断後、治療が始まる前に行う**予防的リハビリテーション**です。がん治療による合併症や後遺症をできるだけ減らすことを目的に行います。二つ目は治療中や治療後に行う**回復的リハビリテーション**で、治療によって生じた障害や筋力、体力の低下の回復を目的とします。三つ目は**維持的リハビリテーション**で、再発や転移によるがんの増大や治療の継続で不快な症状や運動障害が起き、動作に影響が出た際の、動作や運動機能の維持向上を目的とします。最後の**緩和的リハビリテーション**は、症状緩和が中心となる時期に並行し、本人や家族の希望に沿って、QOL向上を中心に行うものです。2010年の診療報酬改定で「がん患者リハビリテーション料」が設けられ、がん患者へのリハビリテーション治療が保険算定できるようになりました。

がんのリハビリテーションの概要　図

がんのリハビリテーションの病期別の目的

がん診断	治療開始	再発・転移	症状緩和を中心とした医療が行われる時期
予防的	**回復的**	**維持的**	**緩和的**
診断直後の治療前から開始。がん治療の合併症や後遺症をできるだけ軽減することが目的	治療によって生じた障害や筋力、体力の低下をできるだけ元に戻すことが目的	がんの増大や治療の継続で不快な症状や運動障害が起きたときの、動作や運動機能の維持向上が目的	本人や家族の希望に沿い、できるだけの症状緩和や日常生活動作の維持などのQOL向上が目的

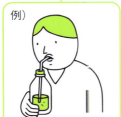

例）術後の呼吸器合併症を減らすために手術前に行う呼吸リハビリテーション　など

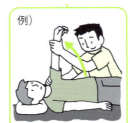

例）がんの増大により動きにくくなった部分の維持・改善　など

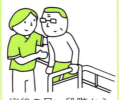

例）術後の早い段階から行う立ち上がり訓練　など

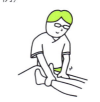

例）リンパ浮腫緩和のためのマッサージ（リンパドレナージュ）　など

10　がんのリハビリテーション

11 四肢切断の リハビリテーション

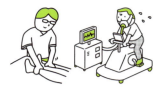

四肢切断とは

四肢切断は、事故や治療のために、四肢（手や足）が胴体から切り離されることです。以前は交通事故や労働災害による上肢切断が多かったのですが、最近は糖尿病や動脈硬化などによる血流の障害からの下肢切断が多くなってきています。これら**四肢欠損部分を補うのが義肢**です。

義肢の基本構造は、切断部分と義肢を接合するソケットと手や足の部分、支持部、関節に当たる継手に分けられます。上肢切断に利用する義肢を義手、下肢切断に利用する義肢を義足といいます。義手や義足には、ソケットの形状の違いや、身体との懸垂方法（義肢が脱落しないよう取り付ける方法）の違い、継手の構造、足部の構造の違いなどによってさまざまな種類があります。

義肢は医師の処方によって、義肢装具士が製作しますが、医療機関で製作されるものを仮義肢、身体障害者手帳を利用して障害者総合支援法で製作するものを本義肢と呼び、利用者の負担や手続き方法が異なります。

四肢切断のリハビリテーションの目的と方法

四肢切断のリハビリテーションでは、義肢を利用し切断による身体的な機能障害を補い、歩行を含めた日常生活や職場への復帰、社会活動への参加促進を目的とします。残存筋力の強化やバランス感覚、体幹の安定性を高める訓練に加えて、製作した義肢を利用して、義肢の装着の訓練、義肢を使った歩行や日常生活活動の訓練を行い、必要に応じて新しい仕事スキルの習得支援や、精神的なショック・喪失感に対処し、前向きな生活を取り戻すことをしていきます。

義肢の構造と製作の流れ 図

義足の基本構造

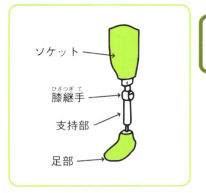

義手や義足には、ソケットの形状の違いや、身体との懸垂方法の違い、継手の構造、足部等の構造の違いなどによってさまざまな種類があります。

義肢の製作

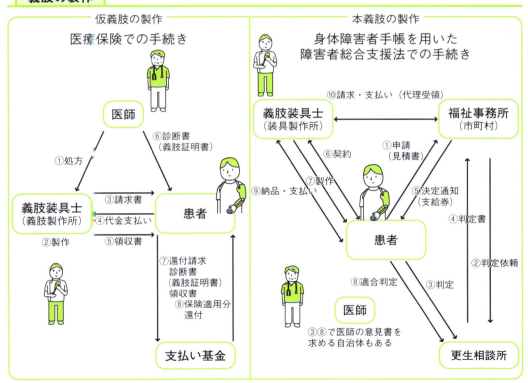

11 四肢切断のリハビリテーション

12 高齢者のリハビリテーション
（フレイル・サルコペニア・ロコモティブシンドローム）

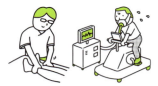

▎フレイル・サルコペニア・ロコモティブシンドロームとは

フレイルは、加齢に伴いストレスに対する脆弱性が高まり、要介護状態や死亡などに陥りやすい状態をいいます。自立と要介護状態の中間に位置すると考えられ、可逆性（元の機能に戻せる状態）があります。**サルコペニア**は、骨格筋量（筋肉）の減少と筋力もしくは身体機能（歩行速度など）の低下のことです。**ロコモティブシンドローム**（ロコモ）は、運動器の障害によって介護が必要な状態や介護が必要となるリスクが高い状態を表わします。ロコモを判断するロコチェック、ロコモの程度を判定する3種類のロコモ度テストがあります。ロコモ度1は移動能力の低下が始まっている状態、ロコモ度2は移動能力の低下が進行している状態、ロコモ度3は移動能力の低下が進行し、社会参加に支障をきたしている状態で、移動能力の低下を示します。フレイル・サルコペニア・ロコモは高齢者の活動能力の低下と関係しているのです（右図）。

▎フレイル・サルコペニア・ロコモティブシンドロームのリハビリテーション

　運動として、開眼片脚起立訓練、スクワット、セラバンド（ゴムバンド）を使った運動を指導します。立位が困難な場合もあるため、座位や臥位でできる運動も検討します。いすを使った運動では、大腿四頭筋の筋力増強を目指して膝の伸展運動、つま先起こし、踵起こしなどがあります。ベッド上で行う運動は、仰臥位で膝の伸展、腰をうかせる運動、腹臥位で股関節の開排などです。セラバンドを利用した運動も効果があります。立位では肩関節の外転運動や、チューブを足で抑えて肩関節の伸展、外転運動を行います。座位では、足関節部分で結んで膝関節を伸展する運動、膝関節部分で結んで股関節を伸展する、外転するといった運動を行います。

フレイル・サルコペニア・ロコモティブシンドローム 図

フレイル・サルコペニア・ロコモティブシンドロームと高齢者の活動能力

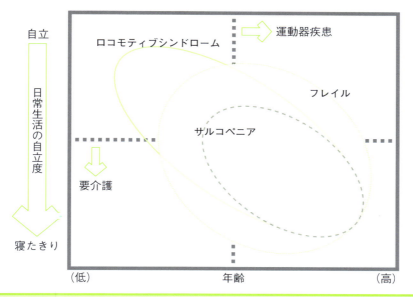

フレイル・サルコペニア・ロコモティブシンドロームのリハビリテーション

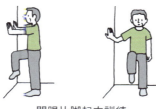

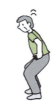

スクワット

膝の伸展運動

つま先起こし

踵起こし

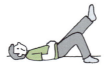

膝の伸展

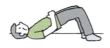

腰をうかせる運動

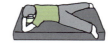

股関節の開排

13 高次脳機能障害のリハビリテーション

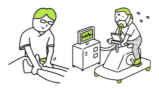

▎評価の進め方

高次脳機能障害は、中枢神経系、特に大脳の損傷が原因で、言語や注意、記憶、思考、行為、情緒などといった認知機能が障害された状態を指します。

高次脳機能障害の診断は、症状の確認、頭部 MRI や CT などによる画像所見の確認、そして、障害を裏付ける神経心理学的検査の結果から行われます。つまり、①症状②画像所見③神経心理学的検査の結果、の三つがそろってはじめて「高次脳機能障害」と診断することができます。脳損傷の部位に対応した高次脳機能障害、症状と神経心理学的検査の例を**右図**にそれぞれ示しました。

厚生労働省が策定した高次脳機能障害診断基準によると、高次脳機能障害は「現在、日常生活または社会生活に制約があり、その主たる原因が記憶障害、注意障害、遂行機能障害、社会的行動障害などの認知障害である」と定義されています。

▎福祉制度の利用

高次脳機能障害者が取得できる障害者手帳は**右図**に示しました。また、高次脳機能障害者が利用可能な社会福祉制度は以下のようなものがあります。
①障害者総合支援法に基づくサービス：介護給付、自立支援医療、訓練等給付（自立生活援助、共同生活援助）
②介護保険制度（65歳以上の高齢者・40歳以上の脳血管疾患が対象）
③児童のサービス（障害者総合支援法：介護給付／児童福祉法／発達障害者支援法）
④就労系のサービス（障害者総合支援法：就労移行支援、就労継続支援（A型・B型）、就労定着支援など）

高次脳機能障害の症状や診断、検査など　図

高次脳機能障害の症状

- 相手の気持ちを思いやることができない
- 人の意見に耳を傾けることができない
- 一つのことにこだわりやすい
- 自分は何でもできると思う
- 人を許すことができない
- 人への気遣いが乏しい
- 注意・集中力がない
- やる気が起こらない
- 落ち込むことが多い
- 元気がない
- 怒りっぽい

- 今自分がいる場所がわからない
- 服をうまく着ることができない
- その場の雰囲気をつかむことができない
- 左側の食べ物などを見落とす
- 道に迷う

- 人との約束を忘れることがある
- 昨日の食事の内容を思い出せない
- 物を覚えることが難しい

- 字を見ても読めないことがある
- 人の話を聞いても理解できないことがある
- ポケットから100円玉が取り出せない
- 数字がわからない

- 右と左の区別を間違えることがある
- 物の名前が出てこないことがある
- 人の名前が出てこないことがある
- 言葉の意味がわからないことがある

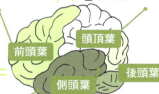

前頭葉／頭頂葉／側頭葉／後頭葉

高次脳機能障害＝症状＋画像所見＋神経心理学的検査結果によって診断

高次脳機能障害の症状と神経心理学的検査

	症状	神経心理学的検査
記憶障害	さっき言われたことを忘れる・人の名前や物の名前が覚えられない	ウェクスラー記憶検査（WMS-R）・日本版リバーミード行動記憶検査（RBMT）
注意障害	気が散りやすい・集中力が続かない	トレイルメイキングテスト(TMT)・標準注意検査法（CAT）
遂行機能障害	優先順位がつけられない・間違いを修正できない	遂行機能障害症候群の行動評価・日本版（BADS）・ウィスコンシンカードソーティングテスト（WCST）
失語症	言葉が出てこない・人の話が理解できない	標準失語症検査（SLTA）

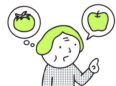

高次脳機能障害者が取得可能な障害者手帳

障害者手帳	手帳が取得可能なケース	等級
身体障害者手帳	失語などの言語障害がある場合	3級・4級
精神障害者保健福祉手帳	失語以外の高次脳機能障害	1～3級
療育手帳	18歳より前に知的障害がある場合	1～4度・A1～B2（※自治体により異なる）

14 認知症のリハビリテーション

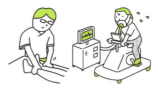

▶ 評価の進め方

認知症の代表的な診断基準には、米国精神医学会による精神疾患の診断と統計の手引き第5版（DSM-5）によるものがあります。原因疾患は、アルツハイマー型認知症、レビー小体型認知症、パーキンソン病、血管性認知症、前頭側頭型認知症などがあります。

認知症のスクリーニング法には、MMSE（Mini-Mental State Examination）やHDS-R（改訂長谷川式簡易知能評価スケール）などがよく用いられます。

軽度認知障害（MCI：Mild Cognitive Impairment）の診断においては、MoCA-J（Montreal Cognitive Assessment 日本語版）が健忘型 MCI の検出に優れているといわれています。認知症と MCI のスクリーニング法とカットオフ値を**右図**に示しました。

▶ 認知症のリハビリテーション

認知症や MCI の人に対して、筋力トレーニングや有酸素運動などを含む複合的な運動プログラムを行うことは、筋力やバランス、心肺機能、移動能力、歩行などの身体的な能力を高め、転倒リスクを減少させるために有効であり、実施することが推奨されています。同様に、認知訓練と運動を含む多因子介入を行うことは、認知機能や運動機能、ADL の維持・改善のために有効であり、実施することが推奨されています。

介護保険サービスでは、訪問介護（ホームヘルプサービス）、訪問入浴介護、訪問看護、訪問リハビリテーション、通所介護（デイサービス）、通所リハビリテーション（デイケア）、短期入所生活介護（ショートステイ）、特定施設入居者生活介護（有料老人ホーム）、認知症対応型共同生活介護（グループホーム）、介護老人福祉施設（特別養護老人ホーム）などで前述のようなリハビリテーションが提供されます。

認知症の診断や検査 図

DSM-5の認知症の診断基準の概要

☑ 次のような認知領域において一つ以上、以前より有意に低下していることが、本人や、本人をよく知る人、または支援関係者などによって懸念されており、神経心理学的検査などによって実質的な認知行為の障害が認められる

- 複雑性注意（注意を維持したり、振り分けたりする力）
- 実行機能（計画を立てて実行する力）
- 学習及び記憶
- 言語（言語を理解したり、表現したりする力）
- 知覚-運動（知覚したり、道具を使用する力）
- 社会的認知（人の気持ちを考えたり、表情を見分けたりする力）

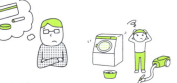

☑ 毎日の生活で、認知の障害が自立を阻んでいる（請求書の支払い、内服薬の管理などの、複雑な手段的日常生活活動にサポートが必要）

☑ せん妄や他の精神疾患（例えばうつ病や統合失調症）が除外される

認知症とMCIのスクリーニング法

スクリーニング法	カットオフ値
MMSE(Mini-Mental State Examination)	２３点以下
HDS-R(改訂長谷川式簡易知能評価スケール)	２０点以下
MoCA-J(Montreal Cognitive Asessment 日本語版)	２５点以下

> カットオフ値は、認知機能の低下が加齢によるものか、疾患によるものかを分ける境界値のことです。

第 5 章参考文献

- 日本心臓リハビリテーション学会「よくあるご質問」https://www.jacr.jp/faq/q119/
- 清水朋美「視覚リハビリテーション」（公益社団法人日本視能訓練士協会監修『視能学エキスパート』医学書院）2024年
- 相馬睦「視覚障害リハビリテーションとロービジョンケア」（公益社団法人日本視能訓練士協会監修『視能学エキスパート』医学書院）2024年
- 国立がん研究センター「がん情報サービス」https://anjoho.jp/public/dia_tre/treatment/rehabilitation/index.html

第 6 章

さまざまな場での
リハビリテーション

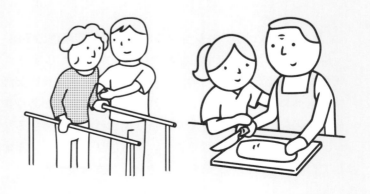

01

病院でのリハビリテーション①
急性期リハビリテーション

▶ 病院でのリハビリテーションの流れ

　病院でのリハビリテーションは、医師の指示のもと、理学療法士、作業療法士、言語聴覚士などの医療専門職がチームを組んで行います。まず患者は疾患の検査と治療を受けることになりますが、同時に生活機能の低下が生じるため、医師は併行してリハビリテーションの処方箋を発行します。それを受けたリハビリテーションスタッフは**ICF（国際生活機能分類）**を使って患者の状態を評価し、カンファレンスを通して問題点の抽出とその解決方法を確認し合い、統一した目標を設定した上で治療にあたります。

　疾患によって異なりますが、"急性期"は発症から約２、３週間までをさしており、診断がついていなかったり、症状が重篤で集中治療室に入室していたり、手術で鎮痛・鎮静が必要だったり病態が安定していません。それでも必要以上の安静は心身機能を悪化させ、患者の活動を制限し、将来的に社会参加を阻む状態に進展し得るのです。そのため**なるべく早くリハビリテーションを開始する**必要があります。病院におけるリハビリテーションは原因疾患別に区分けされた訓練が施されています。

▶ 急性期リハビリテーションの命題は廃用症候群の予防

　廃用症候群とは、安静や活動性の低下が引き起こすさまざまな症候のことです。通常、病気やけがで安静にするのは自然な行為ですが、長い安静は弊害もあります。急性期は検査を進め診断をし、適切な治療を決定する必要がありますが、そのプロセスで廃用症候群が起きてしまうわけです。特に高齢者は重篤になるため、この予防が急性期リハビリテーションの命題となります。リハビリテーション開始前に、すでに廃用症候群を呈している場合もあり、もちろんそれも治療対象です。

急性期リハビリテーションの位置づけ 図

病院でのリハビリテーション

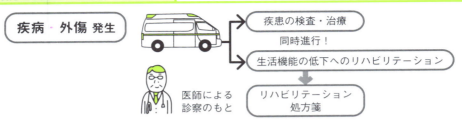

理学療法士（PT）・作業療法士（OT）・言語聴覚士（ST）などにリハビリテーションの指示

リハビリテーションスタッフは……

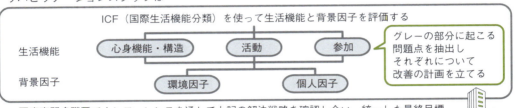

ICF（国際生活機能分類）を使って生活機能と背景因子を評価する

グレーの部分に起こる問題点を抽出しそれぞれについて改善の計画を立てる

医療専門多職種でカンファレンスを通して上記の解決戦略を確認し合い、統一した最終目標（ゴール）を設定した上で患者さんのリハビリテーション治療にあたる

急性期リハビリテーションの区分

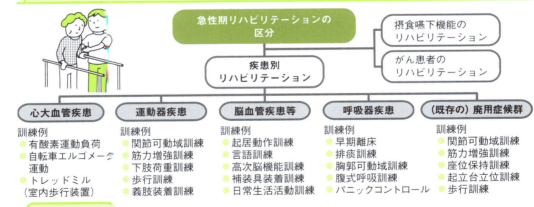

心大血管疾患
訓練例
- 有酸素運動負荷
- 自転車エルゴメータ運動
- トレッドミル（室内歩行装置）

運動器疾患
訓練例
- 関節可動域訓練
- 筋力増強訓練
- 下肢荷重訓練
- 歩行訓練
- 義肢装着訓練

脳血管疾患等
訓練例
- 起居動作訓練
- 言語訓練
- 高次脳機能訓練
- 補装具装着訓練
- 日常生活活動訓練

呼吸器疾患
訓練例
- 早期離床
- 排痰訓練
- 胸郭可動域訓練
- 腹式呼吸訓練
- パニックコントロール

（既存の）廃用症候群
訓練例
- 関節可動域訓練
- 筋力増強訓練
- 座位保持訓練
- 起立台立位訓練
- 歩行訓練

廃用症候群

筋肉の萎縮、関節の動きが硬くなる、骨がもろくなる、心臓拍出量の低下、急な立位での脳貧血、誤嚥性肺炎、うつ状態、認知症の進行、床ずれ　など

まずこれらを予防することが大命題！

02 病院でのリハビリテーション②
回復期リハビリテーション

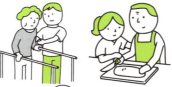

■ リハビリテーション医療のなかの回復期リハビリテーションとは

　リハビリテーション医療は長い期間を要します。その間、患者は身体面・心理面・社会的側面で特徴的な変化をきたします。それらを一つの病棟で完結することは難しく、**急性期医療の次は回復期リハビリテーション病棟が役割を担います**。回復期は発症から数週間を経過した頃からの数か月間をさし、病状が落ちついてきているので最もリハビリテーションの効果が期待できる時期です。機能訓練に加え、トイレ動作や着替え、整容や入浴動作など**日常生活活動（ADL）訓練**を積極的に実施します。

　回復期リハビリテーション病棟の入院期間は、厚生労働省が疾患ごとに細かく上限を定めています。高次脳機能障害を伴った脳血管疾患や頸髄損傷などは180日、大腿骨や骨盤などの骨折は90日が上限ですが、その前に自宅退院する例も多くみられます。

■ 回復期リハビリテーションの流れ

　回復期リハビリテーション病棟への入院患者は、1単位を20分として9単位、1日最大3時間の訓練を受けることができます。**起床から就寝までの日常生活活動そのものが訓練対象**になりますし、訓練時間外でも患者の自立を想定した介助や看護を受けることができます。そのほか、栄養状態の評価が行われ適切な栄養療法が受けられ、口腔管理に必要な体制も整備されています。専従の社会福祉士が配置され、社会復帰へのきめ細やかな相談ができる病棟もあります。

　また、退院前に患者とセラピスト（リハビリテーション専門職）が一緒に自宅を訪問し、環境の改修・補助器具導入の検討を含めて生活指導を行います。さらに介護保険申請や身体障害者手帳の診断など、**在宅復帰に向けてさまざまな取り組みが行われます**。

回復期リハビリテーションの全体像　図

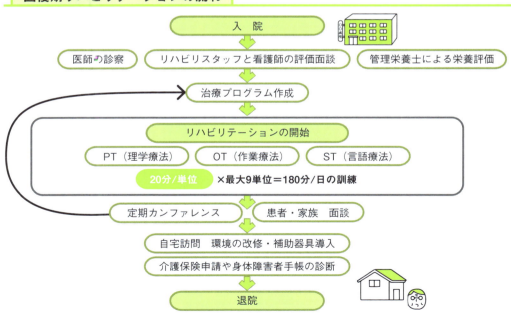

02　病院でのリハビリテーション②　回復期リハビリテーション

03

病院でのリハビリテーション③
生活期リハビリテーション

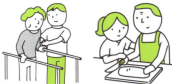

■ 生活期リハビリテーションとは

　発症から数か月以上経ち、症状回復が緩やかになって、退院して在宅に戻ったり施設入所した頃を**生活期**と呼びます。この時期は医療設備が充実しリハビリテーションの機会が多い病院から離れ、自ら動かなければベッドの上にいる時間が増えることから閉じこもりがちになることも珍しくありません。**徐々に身体機能が低下し、入院中にはできたことが再び困難となってしまう危険をはらんでいます**。そこで病院では外来機能を活用して環境の変化に適応するための「**生活期リハビリテーション**」を行います。通院などの外出機会をとおして体力維持や応用動作を身につけつつ、退院後の生活の問題点を把握して環境を整えながら、生活期へ慣れてもらいます。医療保険リハビリテーションは実施期間の上限があるため、その期限内に、「訪問リハビリテーション」や「通所リハビリテーション」など、主に介護保険で行われるサービスにつなぎます。

■ 先進リハビリテーションと主体性回復

　急性期・回復期に渡って取り組まれてきたリハビリテーションですが、現代の医療レベルでも完全回復に至らない障害に対する課題は、生活期に委ねられています。**右図**で例を取り上げるにとどめますが、先進のリハビリテーション技術が多数開発されており、エビデンスを積み上げつつ実用に向け改良が進められています。

　生活期では、障害が残っていても自分らしく生きるために、自分の意志・判断により責任をもって決定または行動する態度や性質、すなわち**"主体性"を回復させることでQOLを上げることができます**。主体性の回復にはチームで調整・統一し、段階に応じたアプローチを行うことがよいとされています（**右図**）。

生活期リハビリテーション 図

生活期リハビリテーションの流れ

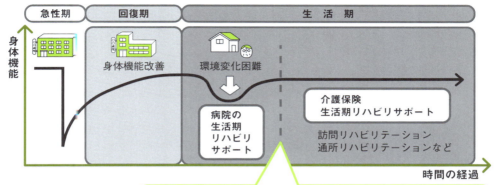

主体性回復モデル

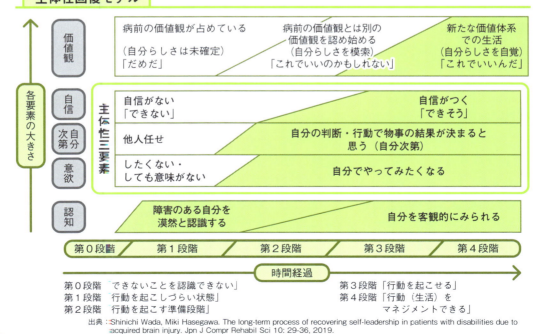

第0段階　「できないことを認識できない」
第1段階　「行動を起こしづらい状態」
第2段階　「行動を起こす準備段階」
第3段階　「行動を起こせる」
第4段階　「行動（生活）をマネジメントできる」

出典：Shinichi Wada, Miki Hasegawa. The long-term process of recovering self-leadership in patients with disabilities due to acquired brain injury. Jpn J Compr Rehabil Sci 10: 29-36, 2019.

04
病院でのリハビリテーション④
終末期リハビリテーション

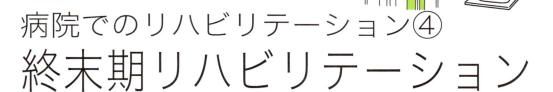

■ 終末期リハビリテーションとは

「終末期」とは、医師が客観的な情報から回復を期待できないと判断し、患者・家族・医師・看護師等の関係者が納得して、死を予測し対応を考えることのできる状況になった時期をいいます。このような時期にリハビリテーションを行う必要性に疑問をもつ方もいるでしょう。しかし、最後まで人間らしく活動し生活を営むためには、可能な範囲で体を動かすことが必要です。関節可動域制限や筋力低下は新たな痛みや褥瘡など、**廃用症候群**につながります。**新たな苦痛を回避し、今ある苦痛を最小限に緩和することが終末期リハビリテーションの大きな目標**です。最後までその人らしい生活をしてもらうため、患者自身が病状の進行状況や予後をどこまで理解されているかを把握することからはじめます。病名や限られた余命を知っていても、正確な予後までは知らなかったり、余命に向き合えていなかったりすることが多く、行いたいことの優先順位について家族を含めた関係者で確認します。

■ 終末期リハビリテーションの実際

終末期リハビリテーションの目標を列挙すると、**ADL拡大**や**QOL向上**、**苦痛緩和**と**安楽の提供**、**精神的苦痛を緩和する**こと、**家族の精神的苦痛を緩和する**こと、です。

それぞれに訓練手法がありますから適切なアプローチを、かかわる関係者（多職種医療スタッフと患者本人や家族を含む）で話し合って選択します。このときできればゴール（目標達成）や状態不良となった場合の訓練終了要件を定めておくのが理想です。目標を達成しているのに、自宅生活への移行など次のステップに移るタイミングを逃すことや、状態不良でかえって訓練が苦痛になってしまうことは避けるべきだからです。

終末期リハビリテーションの定義と実際 図

「終末期」の定義

以下の三つの条件を満たす場合をいう
1. 医師が客観的な情報をもとに、病気の回復が期待できないと判断すること。
2. 患者・家族・医師・看護師等の関係者が納得すること。
   (患者の意識や判断力がない場合を除く)
3. 患者・家族・医師・看護師等の関係者が死を予測し対応を考えること。

終末期リハビリテーションを始めるにあたって

初期調査項目

- 患者自身の病状理解
- 家族の病状理解
- 実際の進行状況と予後
- 患者自身の希望事項
- 家族の希望事項
- 医療的に可能な生活範囲

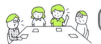

多職種カンファレンス(必要に応じ本人と家族含む)

で優先アプローチを決定

終末期リハビリテーションの実際

目的	処方	目的・概要
ADL拡大やQOL向上	日常生活活動訓練	生活の自立は尊厳を守り活動意欲を高める
	歩行能力維持訓練	歩行は移動能力の基本 目線の高さや体力維持にも重要
	摂食嚥下訓練	適切な栄養摂取と安全に食事を楽しめるように
	座位耐久力向上訓練	ベッドから離れて活動に集中できるように
苦痛緩和と安楽の提供	関節マニュピレーション	骨転移 病的骨折 骨粗鬆症 出血傾向の把握
	呼吸困難感を和らげる呼吸リハビリテーション	腹式呼吸指導やパニックコントロール
	温熱療法や低周波治療など物理療法	腫瘍増大などの影響やペースメーカー等禁忌事項の把握
	マッサージとリラクゼーション	薬物療法や放射線治療による疼痛緩和治療との相乗効果
	リンパ浮腫に対するリンパドレナージュ	リンパ液循環悪化や感染などへの注意
精神的苦痛を緩和	心理状態を安定させるための傾聴	臨床心理士や精神科医の調整
家族の精神的苦痛を緩和	患者の家族に対するリハビリ法の指導	日常動作の介助の方法やマッサージの方法などの指導

04 病院でのリハビリテーション④ 終末期リハビリテーション

05

病院でのリハビリテーション⑤
外来でのリハビリテーション

外来でのリハビリテーションの現状

　現在の日本では、介護保険サービスの充実から、病院やクリニックにおける外来での
リハビリテーションは限定的となっています。医療保険における**疾患別リハビリテー
ション**は適応となる期限が定められており、これらは入院時からの通算であるため、退
院後のリハビリテーションフォローアップは短期間となります。**高齢者の場合は早めに
介護保険申請をして介護保険サービスに切り替えていくことになります。**

　軽症患者は外来通院リハビリテーションで完結させることもあります。運動器リハビ
リテーション区分の整形外科クリニックで行われていることが多いといえます。そのほ
か、非薬物治療として**呼吸器リハビリテーション**や**心大血管疾患リハビリテーション**は
重要な役割を果たしますが、対応できる施設が少なく、今後の発展が望まれています。

外来でのリハビリテーションの内容

　外来では**運動器リハビリテーション**が最もポピュラーに行われています。上下肢の骨
折では入院の必要がないものも多く、ギプス固定で骨癒合可能なケースは、ギプスが外
れた後のトレーニングを含めて外来で行われます。腰痛・肩痛・膝痛などに対する非薬
物治療として運動療法や物理療法のニーズが高く、整形外科クリニックの通院者の多く
を占めます。COPD（慢性閉塞性肺疾患）は一般的に知名度が低い割に罹患者が多く、
潜在的な患者増加が問題になっています。**外来呼吸器リハビリテーション**のニーズは
年々高まっていくことが予想されています。**心大血管疾患リハビリテーション**は、心電
図を確認しながら運動負荷をかけるメニューが多いのですが、通院しなくてもすむ遠隔
リハビリテーションも検討されています。

134

外来リハビリテーションの役割と種類 図

外来リハビリテーションの役割

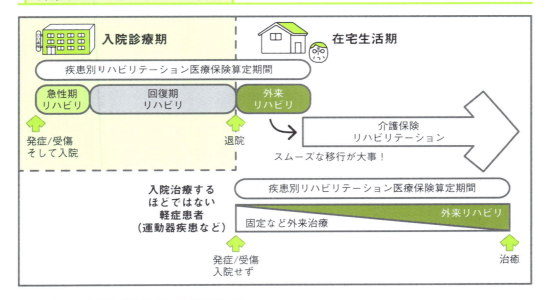

外来リハビリテーションの主な種類

運動器リハビリテーション
- 骨折治療の後療法(ギプスが外れた後の関節可動域訓練・筋力強化)
- スポーツ障害(ACL損傷、半月板損傷など保存的治療・術後後療法含む)
- 腰痛・肩痛・膝痛(温熱療法や低周波治療、筋力増強訓練、体操など)

呼吸器リハビリテーション
- 慢性閉塞性肺疾患(呼吸パターンの改善、リラクゼーション、筋力強化)
- 間質性肺炎(在宅酸素療法や酸素飽和度測定装置を利用した運動指導)
- 誤嚥性肺炎(摂食嚥下機能療法や排痰訓練)

心大血管疾患リハビリテーション※
- 労作性狭心症(運動負荷試験に基づく運動耐容能改善)
- 急性心筋梗塞の回復期(退院後の継続リハビリテーション)
- 心不全(心拍数と症状から安全域を指導した運動処方)

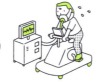

※心臓リハビリテーションのことを、医療保険(診療報酬)上では「心大血管疾患リハビリテーション」という

脳血管疾患等リハビリテーション
- 脳梗塞・脳出血(回復期リハビリテーション病棟退院直後の継続訓練)
- 失語症・構音障害(コミュニケーション方法の獲得、退院後継続訓練)
- 摂食嚥下障害(嚥下訓練指導と食形態指導)

05 病院でのリハビリテーション⑤ 外来でのリハビリテーション

06
介護保険でのリハビリテーション①
訪問リハビリテーション

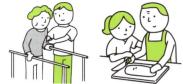

◉ 介護保険で行われるリハビリテーション

　介護保険制度において、「**訪問リハビリテーション**」「**通所リハビリテーション**」は、高齢者や障害のある人ができるだけ自立した生活を送るための重要なサービスです。対象者は、要支援1〜2、または要介護1〜5の要介護・要支援認定を受けている人です。これらのサービスは、**心身機能の維持・回復**を図り、生活の質の向上を目指し、専門的なリハビリテーションを提供することを目的としています。

◉ 訪問リハビリテーション

　訪問リハビリテーションでは、**理学療法士、作業療法士、言語聴覚士などのリハビリテーション専門職が利用者の自宅を訪問し、リハビリテーションを行います**。なお、同じ介護保険制度下でリハビリテーション専門職が自宅に訪問する制度として、訪問看護ステーションから提供されるサービスがあります。それぞれの特徴と利用方法を理解しましょう。訪問リハビリテーション事業所の利用には、各機関の所属医師もしくはかかりつけ医の診察が必要です。近年、介護ニーズの増大に伴い、事業者数は年々増えていますが、地域によって偏りがあり、今後、過疎地や中山間地域への訪問リハビリテーションの提供が求められています。

　利用の流れとしては、ケアプランに基づき、利用者の心身の状況や生活環境に応じ、個別の**リハビリテーション計画**を立てます。支援内容は、歩行訓練などの身体機能の維持、回復だけでなく、精神機能、認知機能の評価、自宅環境の工夫や助言も含まれます。例えば認知症のある人には、精神機能や残存能力の評価、生活行為の維持・向上を図り、環境面での工夫や家族へのかかわり方の提案も行います。

訪問リハビリテーションの特徴 図

訪問・通所リハビリテーションと在宅支援の一例

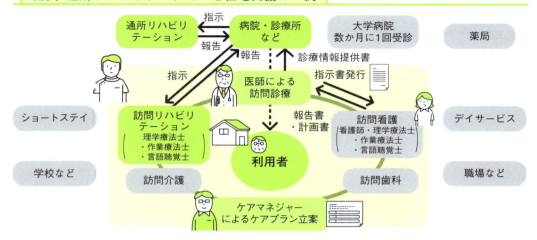

訪問リハビリテーションと訪問看護

	訪問リハビリテーション事業所	訪問看護事業所
	要介護状態となった場合においても、その利用者が可能な限りその居宅において、その有する能力に応じ自立した日常生活を営むことができるよう生活機能の維持又は向上を目指し、利用者の居宅において、理学療法、作業療法その他必要なリハビリテーションを行うことにより、利用者の心身の機能の維持回復を図るもの（指定居宅サービス等の事業の人員、設備及び運営に関する基準　第75条）	要介護状態となった場合においても、その利用者が可能な限りその居宅において、その有する能力に応じ自立した日常生活を営むことができるよう、その療養生活を支援し、心身の機能の維持回復及び生活機能の維持又は向上を目指すもの（同基準　第59条）
開設者	●病院、診療所、介護老人保健施設　または介護医療院	●法人
人員	●専任の常勤医師1人以上 ●理学療法士、作業療法士、言語聴覚士（適当数）	●管理者（常勤・専従の保健師または看護師） ●保健師、看護師または准看護師（常勤換算2.5名以上必要） ●理学療法士、作業療法士、言語聴覚士（適当数）
指示医	事業所医師	主治医
指示期間	1〜3か月	1〜6か月
対象者	●65歳以上で要支援1・2、要介護1〜5の認定者 ●40歳以上65歳未満で16特定疾病に該当かつ要支援・要介護認定者	●65歳以上で要支援1・2、要介護1〜5の認定者 ●40歳以上65歳未満で16特定疾病に該当かつ要支援・要介護認定者 ＊要支援・要介護認定者以外または一部疾患等は医療保険による算定

07 介護保険でのリハビリテーション②
通所リハビリテーション

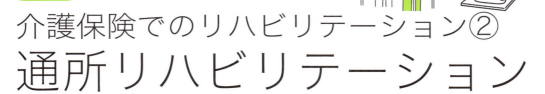

▍通所リハビリテーション

　通所リハビリテーション（デイケア）では、**利用者がリハビリテーション施設に通い、その心身の機能の維持回復を図り、日常生活の自立を助けるために行われる理学療法、作業療法その他必要なリハビリテーションを受けます。**

　通所リハビリテーションの開設主体は、介護老人保健施設、病院、診療所、その他厚生労働省で定める施設があり、利用定員やサービス提供時間は施設によって異なります。通所リハビリテーションは、ケアプラン及び医師の診療内容に応じた個別アセスメントに基づき、**通所リハビリテーション計画書**を作成し、サービスを提供します。

▍通所リハビリテーションの内容

　サービス内容は、ほかの利用者と一緒に行う**集団リハビリテーション**と利用者一人ひとりの状態に合わせて行う**個別リハビリテーション**があります。集団リハビリテーションは、集団で行う筋力トレーニングのほかに機能の改善、維持を目的としたレクリエーションを実施しますが、内容は施設によって異なります。また、多くの施設では、利用者の自宅と施設間の送迎サービスを提供しており、通所が困難な人でも安心してリハビリテーションに通うことができます。なお、同じ介護保険制度下で利用者が通うことで受けられるサービスとして、**通所介護**（デイサービス）があります。制度上では、必要な日常生活の世話及び機能訓練を行うこととされており、機能訓練を行う者として、理学療法士、作業療法士、言語聴覚士のほかに看護職員、柔道整復師またはあん摩マッサージ指圧師等の資格を有する者と定められています。

通所リハビリテーションの特徴 図

通所リハビリテーションと通所介護

	通所リハビリテーション（デイケア）	通所介護（デイサービス） 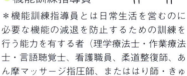
	要介護状態になった場合においても、その利用者が可能な限りその居宅において、その有する能力に応じ自立した日常生活を営むことができるよう生活機能の維持又は向上を目指し、理学療法、作業療法その他必要なリハビリテーションを行うことにより、利用者の心身機能の維持回復を図るもの （指定居宅サービス等の事業の人員、設備及び運営に関する基準　第110条）	要介護状態になった場合においても、その利用者が可能な限りその居宅において、その有する能力に応じ自立した日常生活を営むことができるよう生活機能の維持又は向上を目指し、必要な日常生活の世話及び機能訓練を行うことにより、利用者の社会的孤立感の解消及び心身の機能の維持並びに利用者家族の身体的及び精神的負担の軽減を図るもの （同基準　第92条）
開設者	●病院、診療所、介護老人保健施設または介護医療院	●法人
医師の配置・機能訓練を実施する人員の配置	●専任の常勤医師1以上 ●理学療法士、作業療法士、言語聴覚士 （利用者人数及び提供時間によって異なる）	●医師の配置なし ●機能訓練指導員 ＊機能訓練指導員とは日常生活を営むのに必要な機能の減退を防止するための訓練を行う能力を有する者（理学療法士・作業療法士・言語聴覚士、看護職員、柔道整復師、あん摩マッサージ指圧師、またははり師・きゅう師（半年以上の実務経験が必要）の資格を有する者のこと）
医師による指示・支援計画	●医師による指示必要 ●通所リハビリテーション計画書 医師の診察内容及び運動機能検査、作業能力検査等をもとに、指定通所リハビリテーションの提供にかかわる従業者が共同して個々の利用者ごとに作成する 	●通所介護計画書 利用者の心身の状況希望及びその置かれている環境を踏まえて、機能訓練等の目標、当該目標を達成するための具体的なサービスの内容等を記載する
対象者	●要支援1～2または要介護1～5の認定者	●要介護1～5の要介護の認定者

第6章 参考文献

- 厚生労働省資料「終末期医療に関するガイドライン」社団法人全日本病院協会 終末期医療に関するガイドライン策定検討会、2016年
- 一般社団法人全国訪問看護事業協会『訪問看護実務相談 Q&A　令和6年版』中央法規出版、2024年
- 『介護報酬の解釈[2]指定基準編令和6年4月版』社会保険研究所、2024年

第 7 章

リハビリテーションに関連する法律

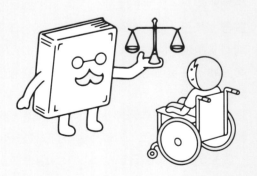

01

医療の法律①
医療法

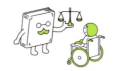

医療法の目的
　医療法は**医療提供施設の開設・管理に関する事項などを定めた法律**です。医療を受ける人による医療に関する選択を支援するために必要な事項、医療の安全を確保するために必要な事項、病院、診療所及び助産所の開設及び管理に関し必要な事項のほか、これらの施設の整備や医療提供施設相互間の機能の分担、業務の連携を推進するために必要な事項を定めることで、**医療を受ける人に適切な医療を効率的に提供する体制の確保を図ることを目的としています**。

医療法の対象と規制
　医療法の規制を受ける施設は、**医療提供施設**と**助産所**です。医療提供施設には病院、診療所、介護老人保健施設、介護医療院、調剤を実施する薬局などの施設がありますが、そのほとんどがリハビリテーションを行う施設となります。医療法では事業者に対して規制が設けられています。①医業・歯科医業・助産師の業務等に関する広告規制（虚偽広告の禁止、広告基準への適合、広告事項の制限）、②病院・診療所・助産所に関する規制（病院・診療所・助産所を開設する際には医療法の定めに従って届け出を行い許可を受ける、管理者の配置、毎年の業務報告、管理者の氏名や従事する医師・歯科医師・助産師の掲示など）、③病院・診療所・助産所に対する監督（医療法の規定に違反した施設に対しては業務停止命令等、使用制限命令等、措置命令、勧告・措置命令・公表、管理者の変更命令、閉鎖命令の行政処分が行われる）です。
　医療法人に関する規制として、医療法人を設立するには定款を定めた上で、都道府県知事の認可を受けなければなりません。

医療法の概要 図

医療法の規制を受ける施設

- 病院 ● 診療所 ● 助産所
- 介護老人保健施設 ● 介護医療院
- 調剤を実施する薬局 などの施設

> リハビリテーションが行われる医療機関や介護施設も、医療法のもとに定められた施設であることが多いです。

医療法の主な規制

①医業・歯科医業・助産師の業務等に関する広告規制
- 虚偽広告の禁止　● 広告基準への適合
- 広告事項の制限　など

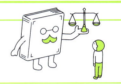

②病院・診療所・助産所に関する規制
- 病院・診療所・助産所を開設する際には医療法の定めに従って届け出を行い許可を受ける
- 管理者の配置　● 毎年の業務報告
- 管理者の氏名や従事する医師・歯科医師・助産師の掲示
- 従業者の監督　● 病院での宿直義務
- 清潔の保持　● 安全の確保
- 病院の人員・施設、構造設備　など

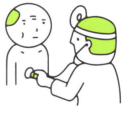

③病院・診療所・助産所に対する監督
- 医療法の規定に違反した施設に対して業務停止命令等
- 使用制限命令等　● 措置命令
- 勧告・措置命令・公表
- 管理者の変更命令、閉鎖命令の行政処分が行われる　など

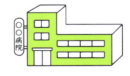

> 医療法人を設立するには、定款を定めた上で、主たる事務所の所在地の都道府県知事の認可を受けなければなりません。都道府県知事の認可後、設立登記完了で医療法人が成立します。

01 医療の法律① 医療法　143

02
医療の法律②
医療保険制度に関する法律

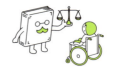

▶ 医療保険制度の目的と制度内容

　医療保険制度は疾病、負傷、出産または死亡に関して保険給付を行い、国民の生活の安定と福祉の向上に寄与することを目的としています。医療保険は相互扶助の精神に基づき、疾病や負傷に備えてあらかじめ保険料を出し合い、実際に医療を受けたときに、医療費の支払いに充てるしくみです。患者は医療費の原則1～3割を支払い、残りは自分が加入する医療保険から支払われます。医療保険の根拠となる法律には、健康保険法、国民健康保険法、高齢者の医療の確保に関する法律（後期高齢者医療制度）などがあります。保険診療はこれら各法に基づく、保険者と保険医療機関との間の契約によって行われます。我が国は国民皆保険制度をとっていて、国民全員を公的医療保険で保障し、医療機関を自由に選べること、社会保険方式を基本としつつ、皆保険を維持するため公費を投入しているところが特徴です。

▶ それぞれの医療保険とその特徴

　健康保険は、健康保険組合と全国健康保険協会が運営する医療保険を合わせた総称で、企業の従業員や日雇い労働者とその家族などが加入します。健康保険は被保険者と事業主が保険料を負担しあって運用されます。**国民健康保険**は他の医療保険制度（被用者保険、後期高齢者医療制度）に加入していないすべての住民を対象とした医療保険制度で、都道府県及び市町村が保険者となる市町村国保と、業種ごとに組織される国民健康保険組合から構成されます。**後期高齢者医療制度**は、少子高齢化により国民皆保険の維持が困難になるなかで、医療制度を将来にわたり持続可能としていくために制定されました。高齢者の窓口負担割合は年齢や所得によって異なります。

医療保険制度のしくみ 図

医療保険制度の目的としくみ

医療保険制度の目的
疾病、負傷、出産、死亡に対する保険給付
国民の生活の安定と福祉の向上に寄与

保険料のしくみのイメージ

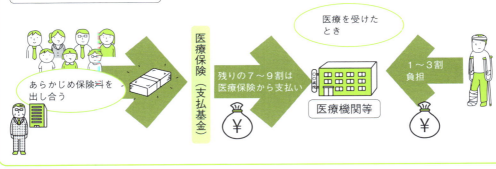

医療保険の主な種類

健康保険
加入者：企業の従業員、日雇い労働者、その家族

国民健康保険
加入者：自営業者、無職者、他の保険に加入していない人

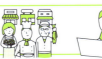

後期高齢者医療制度
加入者：75歳以上の高齢者または65歳から74歳までの人で一定の障害の状態にある人

高齢者の窓口負担割合は、年齢や所得によって異なりますが、69歳までは3割負担、70歳から74歳までは原則2割負担（健康保険または国民健康保険）、75歳以上は1割負担（後期高齢者医療制度）となります。ただし、現役並み所得者はいずれも3割負担となります。

02 医療の法律② 医療保険制度に関する法律

03

医療の法律③
労災保険法

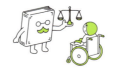

正式名称：労働者災害補償保険法

▶ 労災保険法の特徴と適用対象

　労働者災害補償保険法は、労働者の業務災害や通勤災害に対して、迅速かつ公正な保護をするための保険給付や、被災労働者とその遺族の援護などを行うことで、労働者の福祉の増進に寄与することを目的としています。労災保険制度は原則として労働者を使用するすべての事業に適用されます。この法律における災害とは、仕事中や通勤途中の事由で負傷、疾病、障害、死亡した場合です。保険の対象となるかどうかは、「業務遂行性」と「業務起因性」で判断します。「業務遂行性」は労働契約に基づいて労働者が使用者の支配下にあること、「業務起因性」は業務と負傷の間に因果関係があることをいいます。労働災害には、業務災害と通勤災害があり、業務災害は労働者が業務中の事由が原因となった場合で、通勤災害は労働者が通勤途中の事由が原因となった場合です。

▶ 労災保険による給付

　労災認定を受けた場合には労災保険から保険給付を受けることができます。療養補償給付では、労災による傷病を療養するために必要な治療費などの費用が給付されます。休業補償給付では、労災による傷病のために労働をすることができず、給料の支払いを受けられないときに給付されます。障害補償給付では、労災による傷病が治った後、障害が残った場合に障害の程度に応じて年金または一時金が給付されます。遺族補償給付では、労災で労働者が死亡した場合に遺族に年金または一時金が給付されます。傷病補償年金では、労災による傷病が療養開始後1年6か月を経過しても治癒せず、障害の程度が傷病等級に該当する場合に給付されます。介護補償給付では、障害補償年金、傷病補償年金の受給者の第1級または第2級で、介護を受けている場合に支給されます。

労災保険法の概要　図

労災保険法の目的と適用範囲、種類

- 労働者の労働災害に対して、迅速かつ公正な保護をするための保険給付や、被災労働者とその遺族の援護などを行うことで、労働者の福祉の増進に寄与することが目的
- 原則として労働者を使用するすべての事業に適用

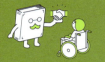

【労働災害の種類】
- **業務災害**
就業中に業務が原因となった労働者の負傷や疾病、障害または死亡

- **通勤災害**
通勤途中の事由が原因となった労働者の負傷や疾病、障害または死亡
※住居と就業場所との往復や、合理的な経路及び方法による移動中に発生したもの

給付の主な種類

- **療養補償給付**
労災による傷病を療養するために必要な治療費などの費用の給付（原則、現物給付）

- **遺族補償給付**
労災で労働者が死亡した場合に遺族に年金または一時金を給付

- **休業補償給付**
労災による傷病のために労働をすることができず、給料の支払いを受けられないときに給付

- **障害補償給付**
労災による傷病が治った後、障害が残った場合に障害の程度に応じた年金または一時金の給付

- **傷病補償年金**
労災による傷病が療養開始後1年6か月を経過しても治癒せず、傷病等級に該当する場合に給付

- **介護補償給付**
障害補償年金または傷病補償年金の受給者で、第1級または第2級に該当し、現に介護を受けている場合に支給

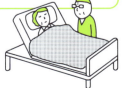

04 介護保険法

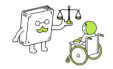

介護保険法の目的と概要

介護保険法は要介護者に対して適切に保健医療サービス・福祉サービスを提供するため、介護保険制度や介護サービス・介護保険施設に関する規制などを定めた法律です。介護保険制度は40歳以上の人のすべてが被保険者となります。被保険者は要介護・要支援の認定を受け、原則1割の自己負担でサービスを利用できます（現役並み所得者は2〜3割負担）。介護保険制度の対象者は65歳以上の第1号被保険者と、40歳〜64歳までの第2号被保険者に分類され、第2号被保険者は特定疾病（16疾病）が原因で要介護認定もしくは要支援認定を受けた際に介護サービスが利用できます。

介護保険で利用できるサービス

介護保険で利用できるサービスには**居宅サービス、施設サービス、地域密着型サービス**の3種類があります。多くの介護サービスのなかでもリハビリテーションが実施されています。居宅サービスは、訪問サービスとして訪問介護、訪問入浴介護、訪問看護、訪問リハビリテーションが、通所サービスとして通所介護、通所リハビリテーションが、短期入所サービスとして短期入所生活介護などが、その他のサービスとして特定施設入居者生活介護、福祉用具貸与・販売、住宅改修などがあります。施設サービスは特別養護老人ホーム、介護老人保健施設、介護医療院があります。地域密着型サービスは、訪問・通所サービスとして小規模多機能型居宅介護、夜間対応型訪問介護、定期巡回・随時対応型訪問介護看護などが、認知症対応型サービスとして認知症対応型通所介護、認知症対応型共同生活介護が、施設・特定施設サービスとして地域密着型特定施設入居者生活介護などがあります。

介護保険法の概要 　図

介護保険制度のサービス利用の対象

以下の被保険者で要介護・要支援の認定を受けた人
- 65歳以上（第1号被保険者）
- 40～64歳（第2号被保険者）で特定疾病（16疾病）が原因で要介護認定もしくは要支援認定を受けた人

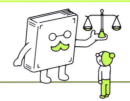

【特定疾病】
①がん（医師が一般に認められている医学的知見に基づき回復の見込みがない状態に至ったと判断したものに限る）
②関節リウマチ　③筋萎縮性側索硬化症　④後縦靱帯骨化症
⑤骨折を伴う骨粗鬆症　⑥初老期における認知症
⑦進行性核上性麻痺、大脳皮質基底核変性症及びパーキンソン病【パーキンソン病関連疾患】
⑧脊髄小脳変性症　⑨脊柱管狭窄症　⑩早老症　⑪多系統萎縮症
⑫糖尿病性神経障害、糖尿病性腎症及び糖尿病性網膜症
⑬脳血管疾患　⑭閉塞性動脈硬化症　⑮慢性閉塞性肺疾患
⑯両側の膝関節又は股関節に著しい変形を伴う変形性関節症

介護保険で利用できるサービス

居宅サービス
【訪問】
訪問介護／訪問入浴介護／訪問看護／訪問リハビリテーション
【通所】
通所介護／通所リハビリテーション
【短期入所】
短期入所生活介護／短期入所療養介護
【その他】
特定施設入居者生活介護／福祉用具貸与・販売／住宅改修費支給　など

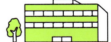

施設サービス
介護老人福祉施設（特別養護老人ホーム）／介護老人保健施設／介護医療院

地域密着型サービス
【訪問・通所】
小規模多機能型居宅介護／夜間対応型訪問介護／定期巡回・随時対応型訪問介護看護／看護小規模多機能型居宅介護
【認知症対応型】
認知症対応型通所介護／認知症対応型共同生活介護
【施設・特定施設】
地域密着型特定施設入居者生活介護
／地域密着型介護老人福祉施設入居者生活介護

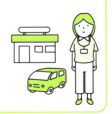

04　介護保険法

05 障害者基本法

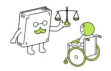

▶ 障害者基本法の目的と概要

障害者基本法は障害者の自立及び社会参加の支援のための施策を総合的かつ計画的に推進し、障害者の福祉を増進することを目的とした法律です。障害者の自立及び社会参加の支援に関する基本理念や国、地方公共団体の責務が定められています。主な内容として、障害の有無にかかわらず、すべての国民が等しく基本的人権を享有するかけがえのない個人として尊重されること、障害の有無によって分け隔てられることなく、相互に人格と個性を尊重し合いながら共生する社会を実現すること、医療や介護、教育、雇用の促進、住宅の確保、バリアフリー化などの支援が規定されています。

▶ 2011（平成23）年改正の内容

2011（平成23）年に改正された障害者基本法では、障害者差別の禁止が盛り込まれ、この改正を受けて**障害者差別解消法**が制定されました。改正の目的には、障害者の捉え方や我が国が目指すべき社会の姿を新たに明記するとともに、施策の目的を明確化する観点がありました。また障害者を必要な支援を受けながら、自らの決定に基づき社会のあらゆる活動に参加する主体として捉え、障害者があらゆる分野において分け隔てられることなく、他者と共生することができる社会の実現を新たに規定しています。障害者の定義については、障害者権利条約の規定を踏まえ、**日常生活または社会生活で障害者が受ける制限は、社会との在り方との関係によって生じる**といういわゆる社会モデルに**基づく障害者の概念**が盛り込まれました。基本原則については、地域における共生等、差別の禁止、国際的協調が定められ、障害を理由とする差別の禁止に関し、障害者権利条約がいう**合理的配慮**の概念が盛り込まれました。

障害者基本法の概要　図

障害者基本法の目的と概要

障害者基本法の目的
障害者の自立及び社会参加の支援のための施策を
総合的かつ計画的に推進し、障害者の福祉を増進すること

定められている内容
- 障害者の自立及び社会参加の支援に関する基本理念・原則の明示
- 国・地方公共団体の責務の規定

【2011（平成23）年改正で新たに明記された理念】
■障害の有無にかかわらず、すべての国民が等しく基本的人権を享有すること
■分け隔てられることなく、相互に人格と個性を尊重し合いながら共生する社会の実現

具体的な支援分野

医療　介護　教育　雇用の促進　住宅の確保　バリアフリー化

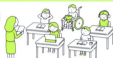

などを規定

2011（平成23）年改正で示された定義と基本原則

【障害者の定義（第2条）】
　障害及び社会的障壁により継続的に日常生活又は社会生活に相当な制限を受ける状態にあるもの
（社会モデルに基づく障害者の概念）

基本原則
- 地域社会における共生等（第3条）
- 差別の禁止（第4条）
- 国際的協調（第5条）

→ 障害者差別解消法の制定へ

05　障害者基本法

06

福祉六法①
生活保護法

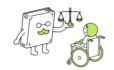

▶ 制度の概要

生活保護制度は、さまざまな理由により生活に困窮している人々に対して、憲法に定める**健康で文化的な最低限度の生活**を保障し、自立した生活ができるよう援助する制度です。国が定める基準に基づき、食費や住居費、医療費など必要な費用が支給されます。この制度は、生活を守る最後のセーフティネットと位置付けられています。

保護を受けようとする人は、持っている資産、能力などをまず生活の維持のために活用することが求められます。生活保護は、世帯を単位として実施され、世帯の収入だけでは国が定める**保護基準**（最低生活費）に満たない場合に、その不足する額が**保護費**として支給されます。生活保護の保護基準は、年齢、世帯人員、居住地によって異なる最低生活費の設定がなされています。生活保護には、①生活扶助、②住宅扶助、③教育扶助、④医療扶助、⑤介護扶助、⑥出産扶助、⑦生業扶助、⑧葬祭扶助の**8種類の扶助**があります。また、生活保護受給者を対象とした保護施設もあります。

▶ リハビリテーションとの関連

生活保護受給者がリハビリテーションのために**訓練用仮義肢・治療用装具**などを製作したい場合は、医療扶助の範囲で実施されます。福祉事務所に義肢装具作成の申請を行い、医師が製作要否の意見書を作成、義肢装具製作所は見積書を提出することによって、福祉事務所から治療材料券が発行されます。治療のため病院に入院した場合は、居宅生活が基準の生活扶助は算定されなくなり、**入院患者日常品費**が支給されます。また住宅（家賃）扶助を受けている人が入院した場合、6か月以内に退院する見込みがある場合、6か月を限度として住宅扶助が引き続き支給されます。

生活保護制度のしくみ 図

最低生活費

● 生活保護が認められる場合

←―――――――――― 最低生活費 ――――――――――→

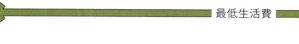

収入（認定額）

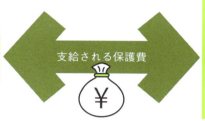

支給される保護費

生活保護申請の手続き

相談・申請
- 役所（生活保護担当部署）の窓口で生活保護の相談をする
- 生活の状況などの聞き取りがあり、利用できる制度の案内がある
- 保護申請の意思を伝えると必要書類が渡されるので、記載して提出する

↓

調査
- 自宅などを訪問して申請者と世帯の生活状況を確認
- 収入・資産等の調査　● 他制度の給付の確認
- 就労の可否の検討　● 親族への照会　など

↓

審査・決定
- 調査の結果から、生活保護の受給が必要かどうか、保護費はいくら必要かが審査される

【開始】
保護が決定すると保護決定通知が郵送される（原則、申請があってから14日以内、最長で30日以内）。申請日にさかのぼって保護費が支給される

【却下】
却下理由に不服がある場合は3か月以内に審査請求ができる

扶助の種類と保護施設

扶助の種類
①生活扶助　②住宅扶助　③教育扶助　④医療扶助
⑤介護扶助　⑥出産扶助　⑦生業扶助　⑧葬祭扶助
※医療扶助は、医療券による現物支給（医療の提供）として実施される

保護施設
①救護施設　②更生施設
③医療保護施設　④授産施設
⑤宿所提供施設

06　福祉六法①　生活保護法

07

福祉六法②
児童福祉法

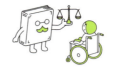

▶ 制度の概要

　児童福祉法は、子どもが良好な環境において生まれ、心身ともに健やかに成長できる社会を整えるための法律です。法の対象は18歳未満の児童ですが、家庭などの生活環境を含めて、保護や支援を国や地方自治体が積極的に行うことを規定しています。具体的な内容としては、子育て支援、保育、**療育**の実施、医療の提供、母子保護、難病や障害のある子どもへの特別な支援、児童虐待防止対策などを含み、養護施設や児童相談所などの子どもへの支援を行う施設の設置も規定されています。また、疾患や経済的な理由、望まない妊娠などで出産前から支援が必要とされる妊婦を**特定妊婦**として支援の対象としています。児童虐待防止法、母子保健法、障害者総合支援法なども併せて理解しておきましょう。

▶ 障害児への支援

　障害のある子どもに関する規定や支援の方策なども、児童福祉法によって定められています。この法律で**障害児**とは、「身体に障害のある児童、知的障害のある児童、精神に障害のある児童（発達障害児を含む）または治療方法が確立していない疾病その他の特殊の疾病（いわゆる難病）であって障害の程度が厚生労働大臣の定める程度である児童」とされ、18歳未満の者になります。また、「重度の知的障害と重度の肢体不自由が重複している児童」を**重症心身障害児**としています。**医療的ケア児**については、「日常生活及び社会生活を営むために恒常的に医療的ケアを受けることが不可欠である児童」と規定されています。障害児に対する支援は障害者総合支援法が根拠となるものと、児童福祉法が根拠となるものに分けられます。

児童福祉法のサービス・施設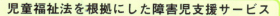

児童福祉法を根拠にした障害児支援サービス

区分	サービス名	内容
通所系	児童発達支援	日常生活における基本的な動作の指導、知識技能の付与、集団生活への適応訓練などの支援を行う
通所系	放課後等デイサービス	授業の終了後または休校日に児童発達支援センター等の施設に通わせ、生活能力の向上のために必要な訓練、社会との交流の促進などの支援を行う
通所系	保育所等訪問支援	保育所等を訪問し、障害児に対して、障害児以外の児童との集団生活への適応のための専門的な支援などを行う
入所系	福祉型障害児入所施設	施設に入所している障害児に対して、保護、日常生活の指導及び知識技能の付与などの支援を行う
入所系	医療型障害児入所施設	施設に入所または指定医療機関に入院している障害児に対して、保護、日常生活の指導及び知識技能の付与ならびに治療を行う
相談支援系	障害児相談支援	【障害児支援利用援助】 ・障害児通所支援の申請に係る給付決定の前に利用計画案を作成 ・給付決定後、事業者等と連絡調整を行うとともに利用計画を作成 【継続障害児支援利用援助】

児童福祉法に基づく児童福祉施設

児童養護施設	保護者のいない児童や虐待を受けている児童などを入所させて養護する施設
乳児院	乳児を入所させて養育する施設
児童自立支援施設	犯罪などの不良行為をするおそれのある児童や生活指導を要する児童を入所または通所させ自立を支援する施設
児童心理治療施設	心理的困難を抱え心理治療を必要とする児童を入所または通所させて治療を行う施設
母子生活支援施設	配偶者のないまたはこれに準ずる状態にある女子とその人が監護すべき児童を入所させ保護し自立を支援する施設
児童厚生施設	児童遊園、児童館など児童に健全な遊びを与え、育ちを支援する施設
助産施設	経済的に入院助産ができない妊産婦を入所させて助産する施設
保育所	保護者の委託を受けて保育に欠ける乳児や幼児を保育する施設
幼保連携型認定こども園	就学前の子どもの教育と保育を一体的に行う施設で、幼稚園と保育園の機能を併せもつ
障害児入所施設（福祉型・医療型）	障害児を入所させて保護し、日常生活の指導や自活に必要な知識や技能訓練を行う施設
児童発達支援センター	障害児を通所させて、日常生活における基本動作の指導や集団生活への適応のための訓練を行う

07 福祉六法② 児童福祉法

08

福祉六法③
身体障害者福祉法

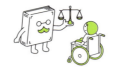

▶ 制度の概要

　障害者の日常生活及び社会生活を総合的に支援するための法律（障害者総合支援法）と合わせて、身体に障害者のある人の自立と社会経済活動への参加を促進すること、身体に障害のある人を援助し、及び必要に応じて保護を行い、福祉の増進を図ることを目的とした法律です。具体的には、福祉施設の運営や就労支援、医療費の助成、補装具の提供などが含まれ、身体障害者手帳の交付に関する制度もこの法律の一部です。法の対象となる身体障害の範囲は、「18歳以上で、視力障害・聴力障害・言語機能障害・肢体不自由・内部障害などで一定以上の障害があると都道府県知事に認められ手帳の交付を受けた者」と定められています。

▶ 身体障害者手帳のしくみ

　身体障害者手帳の交付申請は市町村の窓口で行います。障害は永続的に続くことを前提に認定されるため、けがや病気の後遺症の障害認定については、一定の期間をおいて申請を行う必要があります。申請には医師の所定の書式の診断書が必要になるので、診断書を作成できる指定医に相談をしながら手続きを進めます。

　脳卒中や頭部外傷の人などで手足の麻痺や音声・言語機能障害がなく高次脳機能障害のみの人は、記憶障害、注意障害、遂行機能障害などによって日常・社会生活上の制約があっても、身体障害者手帳の交付対象にならないこともあります。その場合は精神障害者保健福祉手帳など別の障害認定の方法を探ることになります。

　18歳未満で障害のある児童に関しては、児童福祉法で定められますが、対象となる障害などは、この身体障害者福祉法に準じる形となっています。

身体障害者福祉法の概要　図

身体障害の種類

障害の種類				
視覚障害	視力障害		内部障害	心臓・腎臓・呼吸器・小腸の機能障害
	視野障害			膀胱・直腸の機能障害
聴覚・平衡機能障害	聴覚障害			肝臓の機能障害
	平衡機能障害			ヒト免疫不全ウイルスによる免疫の機能障害
音声・言語・咀嚼機能障害				
肢体不自由	上肢		重複障害（上記の大きく五つの身体障害のうち二つ以上がある場合）	
	下肢			
	体幹			
	乳幼児期以前の非進行性の脳病変による運動機能障害	上肢機能		
		移動機能		

身体障害者手帳の申請

① 診断書を用意する
診断書は、障害福祉の担当課、地域の障害者支援センターなどにある
　指定医が記入したものに限る

→

② 窓口で申請する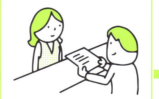
● 診断書
● 顔写真　などを持参

→（1か月半程度）

③ 手帳を受け取る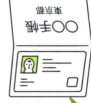
地域の障害者支援センターや郵送による受け取りなど
　1～6級の等級を付して交付

身体障害者手帳を取得することで、さまざまな金銭的補助や障害者総合支援法を活用した福祉サービスなどを受けることができます。金銭的補助の例として、NHK受信料の免除や高速道路の通行料金の割引、公共交通機関の運賃や自動車税の割引、携帯料金の割引、医療費の補助などがあります。身体障害者手帳で認定された障害等級は障害年金の障害等級とは異なるものですので注意が必要です。

09

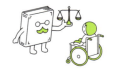

福祉六法④
知的障害者福祉法

▶ 制度の概要

　知的障害がある人の**自立と社会経済活動への参加**を促進し、援助するとともに必要な保護を行い、福祉の増進を図ることを目的に制定されています。知的障害の支援体制は、児童から成人まで継続した援護が求められていることも特徴です。

　主な内容としては、知的障害者が利用できる福祉サービスの提供や、施設での支援、地域での生活支援が含まれ、都道府県が設置する**知的障害者更生相談所**についても規定しています。また、社会経済活動への参加を促進する規定から、社会生活スキルや就労にも焦点が当てられています。具体的な支援サービスの規定は障害者総合支援法を併せて理解しましょう。

▶ 知的障害と療育手帳

　この法律において、「知的障害」の定義は明確には示されていません。知的障害は発達や成長などさまざまな要素が絡み、定義が難しいためです。一般的な定義としては、「心身の発達期（18歳くらいまで）に何らかの原因による障害で、知的機能が明らかに平均より低く、生活上の適応障害を伴っているもの」とされます。障害等級の判定等は都道府県により異なり、知能指数（IQ）や適応行動の障害などから総合的に判断されます。知的障害の程度の例として、IQ25以下を重度、IQ25〜50を中度、IQ50〜75程度を軽度としている自治体もあります。障害の判定は18歳未満の人の場合は児童相談所、18歳以上は**知的障害者更生相談所**で行われますが、申請の窓口は市町村です。障害が認定されると**療育手帳**（自治体により名称は異なる）が発行されますが、これは法律ではなく厚生労働省通知（療育手帳制度要綱）に基づくものです。

療育手帳と知的障害者更生相談所 図

療育手帳の申請

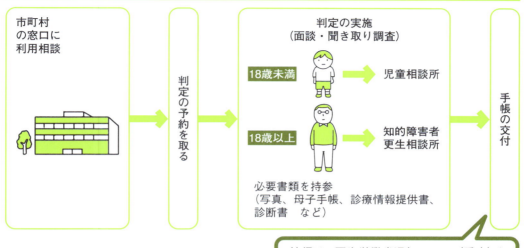

等級は、厚生労働省通知ではA（重度）とB（その他）のみだが、自治体によってはさらに細かく分かれる場合もある
また名称も、東京都は「愛の手帳」など自治体によって異なる

療育手帳を取得することで、税金の軽減、手当（特別児童扶養手当、障害児福祉手当など）、公共交通機関の割引など、さまざまなサービスや支援を受けることができます。

知的障害者更生相談所の業務

概要 【設置主体】都道府県、政令指定都市
- 知的障害者やその家族への専門的な知識と技術を必要とする相談・指導業務
- 医学的、心理学的、職能的な判定業務
- 市区町村に対する専門的な技術的援助を行う
- 地域生活の支援

身体障害者更生相談所や児童相談所と統合・併設されていることもある

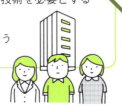

09 福祉六法④ 知的障害者福祉法

10

福祉六法⑤
老人福祉法

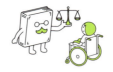

▶ 制度の概要

　高齢者の福祉に関する原理を明らかにするとともに、その心身の健康の保持や生活の安定のために必要な措置を行い福祉の増進を図ることを目的として制定されています（第1条）。高齢者に対する公的な福祉施策を規定し、経済的・身体的に支援が必要な高齢者を対象に、必要な福祉サービスを提供する体制を整備しています。具体的には、特別養護老人ホーム、養護老人ホームなどの老人福祉施設の設置や運営、在宅介護サービス、デイサービス、訪問介護などの地域福祉サービス、高齢者の生活支援、健康の保持・増進や、孤立を防ぎ社会的参加を促進するための施策が盛り込まれています。

▶ 老人福祉法と他の法令の関係性

　介護保険法によるサービス利用は、保険給付を活用した利用者と施設、事業者との**契約**に基づくものですが、老人福祉法での施設などのサービス利用は**措置制度（行政処分）**として実施される規定になっています。措置制度とは、行政がサービスの活用について決定、実施することをいいます。措置制度は介護保険法施行後も存続しており、虐待などやむを得ない事由により、高齢者が介護サービスを受けることが難しい場合は措置制度を使って、必要なサービスに結び付けるため、行政が職権を行使することができます。老人福祉法では所得や能力に応じた**応能負担**のしくみをとっていますが、介護保険法では利用したサービスの量などに応じた**応益負担**のしくみをとります。

　かつて老人福祉法で扱っていた高齢者の医療に関する規定（現在の後期高齢者医療制度）は「高齢者の医療の確保に関する法律」で扱われています。また介護保険に基づくサービスの規定は「介護保険法」に定められているので、併せて理解しましょう。

老人福祉法の施設　図

老人福祉法に規定される老人福祉施設（第5条の3）

	施設名	概要
入所	養護老人ホーム	原則65歳以上で環境上及び経済的な理由から居宅で養護を受けることが困難な人を入所させて、自立した日常生活を営み、社会活動に参加するために必要な指導及び訓練その他の援助を行う施設
	特別養護老人ホーム	原則65歳以上（または介護保険法で要介護3以上の認定を受けた人）で身体上または精神上の著しい障害があるために、常時の介護を必要とし、居宅で介護を受けることが困難な人を入所させる施設
	老人短期入所施設	原則65歳以上で、養護者の病気やその他の理由によって、居宅での介護を受けることが一時的に困難になった人を短期間入所させる施設
	軽費老人ホーム	原則60歳以上で身体機能の低下などによって、自立した日常生活を営むことが困難になった人を無料または低額な料金で入所させ、日常生活に必要な便宜を提供する施設
通所	老人デイサービスセンター	原則65歳以上で身体上または精神上の障害があるために、日常生活を営むのに支障がある人を通わせ、入浴、排泄、食事などの介護、機能訓練、介護方法の指導その他の便宜を供与する施設
利用	老人福祉センター	無料または低額な料金で相談に応じ、健康増進、教養の向上、レクリエーションなどの便宜を総合的に供与する施設
	老人介護センター（在宅介護支援センター） ※「介護保険法」の地域包括支援センターに再編されている場合もある	高齢者、擁護者、地域住民その他の人から相談に応じ、必要な助言を行うとともに、居宅において介護を受ける高齢者または養護者と関係機関との連絡調整その他の援助を総合的に行う施設

10　福祉六法⑤　老人福祉法　161

11 福祉六法⑥ 母子及び父子並びに寡婦福祉法

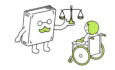

制度の概要

　母子家庭、父子家庭（あわせて「**ひとり親家庭**」と呼ぶ場合もある）、そして寡婦（配偶者のない女性でかつて児童を扶養していた人）に対して、生活や子育ての支援を行うことを目的とした法律です。ひとり親家庭や寡婦が経済的、社会的な困難を抱えるなかで、自立した生活を営めるように支援を提供しています。もともとは母子家庭や寡婦を支援するために創設された法律で、福祉資金の貸付け・就業支援事業等の実施・自立支援給付金の給付などの生活支援について定められています。その後、母子家庭への支援だけでなく「ひとり親家庭」として、父子家庭も対象に加えて、現名称に変更されました。教育や保育に関する支援も拡充されており、学費の助成や貸付制度も設けられています。この法律での児童は、児童福祉法とは異なり**20歳未満の子ども**です。また、寡婦の定義に年齢は含まれていません。母子・父子家庭とは、配偶者と死別した女子または男子で現在婚姻をしていない人、もしくはこれに準ずる女子または男子が、20歳未満の児童を扶養している家庭をいいます。これに準ずるとは、配偶者の生死が明らかでないものなどが挙げられています。

ひとり親家庭や寡婦への支援

　福祉事務所には、母子・父子自立支援員が配置されていて、ひとり親や寡婦に対して、自立に必要な相談、特に職業、就労に関する支援などを行っています。また、自立や就業に関する相談の拠点として母子・父子福祉センターが設置されています。ひとり親家庭が活用できる施設として母子・父子休養ホームなどの宿泊施設、日帰り施設があります。

母子家庭、父子家庭、寡婦の定義と支援　図

定義

寡婦	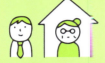	配偶者のいない女性であり、児童を扶養した経験のあるもの
母子家庭	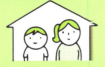	1）現在婚姻をしていない女子が20歳未満の児童を扶養している家庭 2）これに準ずる状態の女子が20歳未満の児童を扶養している家庭
父子家庭		1）現在婚姻をしていない男子が20歳未満の児童を扶養している家庭 2）これに準ずる状態の男子が20歳未満の児童を扶養している家庭

【これに準ずる状態とは…】
- 配偶者の生死が明らかでないもの
- 配偶者が精神または身体の障害により長期にわたって労働能力を失っているもの
- 配偶者が海外にあるためその扶養を受けることができないものなど

ひとり親家庭への支援施策の例

- 児童扶養手当（児童扶養手当法）
- 自立支援教育訓練給付金事業
- 貸付制度
- 高等職業訓練促進給付金事業

ひとり親家庭の就労支援施策
①母子家庭等就業・自立支援センター事業
②母子家庭や父子家庭に対する自立支援給付金事業

ひとり親家庭の子育て支援と生活支援
- 保育所などの入所選考の際の特別の配慮
- 家庭生活支援員の派遣
- ショートステイやトワイライトステイ（夜間養護等）事業の実施

11　福祉六法⑥　母子及び父子並びに寡婦福祉法

12 障害者総合支援法

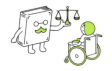

正式名称：障害者の日常生活及び社会生活を総合的に支援するための法律

▶ 制度の概要

障害のある人が積極的に社会に参加し、自立した生活を営むことができるように、支援を総合的に行うために作られた法律です。身体障害者、知的障害者、精神障害者（発達障害を含む）、指定された難病の人を対象とし、これらの人々に対する社会的サービスや福祉用具の給付、医療費などの内容と支給方法について定めています。本法では各個人の障害の程度やニーズに応じた支援を行うことが定められ、個々のニーズに応じた支援計画が立てられます。また、地域での自立を重視し、障害者が住み慣れた地域で生活できるよう支援体制が整えられています。サービス利用の自己負担額は、所得に応じた段階的なしくみが取られており、低所得者には負担軽減が図られています。

障害者が地域での生活を維持するために、障害の種類や原因にかかわらず、すべての障害者が平等に支援を受けられることを原則としています。

▶ サービスの利用

どのような障害者支援サービスが受けられるかは、**障害支援区分**の認定を受け、区分の結果によりその量や内容などが決まります。障害支援区分は、「障害の多様な特性その他の心身の状態に応じて必要とされる標準的な支援の度合を総合的に示すもの」と定義されています。判定では**非該当と区分1～6**までの計七つに分類され、支援の必要性が高い人ほど数字が大きくなります。本法に基づくサービスは、**自立支援給付**と**地域生活支援事業**に分けられます。自立支援給付には、障害のある人の日常生活を助ける**介護給付費**、生活の自立を促す**訓練等給付費**、医療費負担軽減のための**自立支援医療**などがあり、そのほか**補装具費支給制度**や**相談支援**等のサービスが規定されます。

164

障害者総合支援法の全体像と申請　図

障害者総合支援法によるサービス体系

自立支援給付	介護給付 （介護系サービス）	①居宅介護（ホームヘルプ）②重度訪問介護③同行援護（視覚障害の人の外出支援など）④行動援護（知的・精神の障害のある人の外出支援など）⑤重度障害者等包括支援（区分4以上かつ他の条件のある人）⑥短期入所（ショートステイ）⑦療養介護（医療処置が必要な人）⑧生活介護（常時介護が必要な人）⑨施設入所支援
	訓練等給付 （自立を促す）	①自立訓練（生活の自立への支援）②就労移行支援（一般企業への就労支援）③就労継続支援（一般企業への就労が難しい人への支援、A：雇用型　B：非雇用型）④就労定着支援（一般企業での就労定着を支援）⑤自立生活援助（単身生活をする人への支援）⑥共同生活援助（グループホーム：共同生活による日常生活の支援）
	相談支援サービス	①計画相談支援（利用計画作成や変更）②地域相談支援（地域移行支援、地域定着支援）③基本相談支援（基本的な福祉の相談）
自立支援医療	更生医療 （18歳以上）	身体障害者手帳を所持している人で手術などの治療によって障害が軽減する可能性があるときにかかる医療費を軽減する
	育成医療 （18歳未満）	手術などの治療によって障害が軽減する可能性があるときにかかる医療費を軽減する
	精神通院医療 （年齢不問）	精神・発達・知的障害のある人で、精神障害などで通院する際の医療費を軽減する
補装具費支給制度	補装具	身体機能を補完・代替するものとして日常生活または就労・就学のために必要不可欠なもの（義肢・装具・姿勢保持装置・車椅子・電動車椅子・歩行器・歩行補助つえ・視覚障害者安全つえ・眼鏡・義眼・補聴器など）

サービスの申請

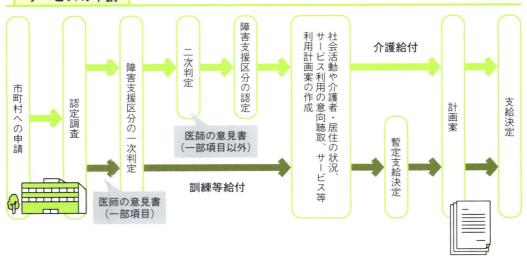

12　障害者総合支援法

13 発達障害者支援法

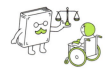

▶ 法律の概要

　これまで既存の障害者福祉制度の谷間に置かれ、その支援体制が未整備だった自閉スペクトラム症（ASD）、学習障害（LD）、注意欠陥多動性障害（ADHD）などを「**発達障害**」と総称して、それぞれの障害特性や発達段階に応じた支援を行政・国民の責務として定めた法律です。発達障害のある人がその特性に応じた支援を受けることを保障し、家庭、学校、職場、地域社会で必要なサポートを提供することが規定されています。具体的な支援としては、**発達障害者支援センター**の設置や、専門的な相談・訓練を提供する体制整備が挙げられます。また、学校や職場では、発達障害者が適切な教育を受け、社会に適応できるよう、**合理的配慮**が求められています。

　発達障害のみを対象とした障害者手帳の制度はありません。発達障害は、**精神障害者保健福祉手帳**の対象に含まれ、知的障害を併存する場合は、**療育手帳**も対象となります。

▶ 発達障害の支援

　発達障害は早期に療育や支援を開始することにより、その後の社会生活の困難性を軽減できることが知られています。**発達障害者支援センター**などで、それぞれの発達障害児・者の個別性にあった療育や、苦手な分野に対しての訓練が実施されています。また、発達障害の支援では、ライフステージに合わせた切れ目のない支援が求められます。例えば就学期では、個別の教育支援計画と個別の指導に関する計画の作成が推進され、就労支援では、「**就労の機会の確保**」だけでなくその先にある**定着**を支援することが重要課題とされています。そのために事業主が取り組むべきこととして、発達障害のある人の能力を正当に評価することが求められています。

発達障害者支援法と発達障害者支援センター 図

発達障害者支援法の概要

これまでの障害者福祉制度の谷間に置かれてきた、以下のような発達障害の人を支援する法律です。それぞれの障害特性や発達段階に応じた支援を行政・国民の責務として定めています。

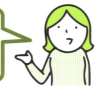

自閉スペクトラム症（ASD）
…「コミュニケーションがうまく取れない」「人とのかかわりが苦手」「こだわりがある」などの特性がある。
かつては「自閉症」「アスペルガー症候群」「高機能自閉症」等と呼ばれていたものの総称

学習障害（LD）
…知的発達に遅れはないが、「聞く」「話す」「読む」「書く」「計算する」「推論する」といった学習に必要な能力のうち、特定の能力についてなかなか習得や発揮が困難な状態。
読字障害（ディスレクシア）など

注意欠陥多動性障害（ADHD）
…不注意、多動性・衝動性などが主な特徴で、日常生活に支障をきたす障害

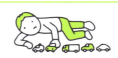
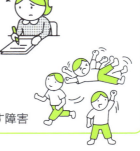

発達障害者支援センターの業務

【相談支援】
発達障害を早期発見し、早期の発達支援をできるよう、
発達障害者や家族などの相談に応じたり、情報提供などを行う

【設置主体】都道府県、政令指定都市

【発達支援】
発達支援に関する相談に応じ、家庭での療育方法についてアドバイスをしたり、発達検査の実施、特性に応じた療育や教育、支援の具体的な方法について支援計画の作成や助言を行う

【就労支援】
就労に関する相談に応じるとともに、公共職業安定所、地域障害者職業センター、障害者就業・生活支援センターなどの労働関係機関と連携して情報提供を行う

【普及啓発・研修】
医療、保健、福祉、教育、労働等に関する業務を行う関係機関及び民間団体などに対して発達障害についての情報提供や研修を行う

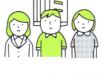

13 発達障害者支援法

14 精神保健福祉法

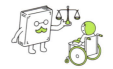

正式名称：精神保健及び精神障害者福祉に関する法律

▶ 制度の概要

精神障害者の医療や福祉を支援し、社会復帰と自立を促進することを目的とした法律です。**障害者総合支援法と連携し、精神障害者が社会で自立して生活できるよう支援することが定められています。**また、この法律は、精神障害者が適切な医療を受け、人権を尊重されながら地域社会で生活できるよう支援するための枠組みを提供しています。主な内容としては、精神保健指定医制度、精神科の入院形態、精神障害者保健福祉手帳制度、精神障害者の地域生活支援、相談支援体制の強化、偏見や差別解消への取り組みなどが定められています。

精神障害者保健福祉手帳制度では、手帳を持つ人へのさまざまな支援策が講じられ、障害者総合支援法のサービス等の活用が可能になっています。

▶ リハビリテーションとの関連

この法律により、精神科の入院形態として任意入院、医療保護入院、措置入院、応急入院の四つの入院形態が定められています。重い精神疾患の場合、自分自身や周囲の状況を正確に把握できず病識がもてず、治療の必要性を理解できなくなることがあります。そのような場合でも、人権侵害を避けつつ、適切な医療を受けられるように入院の手続きについて法律で定められています。

我が国の精神保健福祉行政にはいくつかの課題も指摘されています。例えば、精神科病院への長期入院が未だに多く、地域での受け入れ体制が十分に整っていないという指摘があります。また、精神障害者に対する偏見や差別が完全には解消されておらず、就労や社会参加において障壁が残っているのも現実です。

精神障害者保健福祉手帳　図

精神障害者保健福祉手帳の対象と等級

何らかの精神障害（てんかん、発達障害などを含む）により、長期にわたり日常生活または社会生活への制約がある人を対象としています。
対象となるのはすべての精神障害で、次のようなものが含まれます。

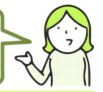

- 統合失調症
- うつ病、そううつ病などの気分障害
- てんかん
- 薬物依存症
- 高次脳機能障害
- 発達障害（自閉スペクトラム症、学習障害、注意欠陥多動性障害等）

精神障害者保健福祉手帳の等級

等級	状態	例
1級	精神障害であって、日常生活の用を弁ずることを不能ならしめる程度のもの	適切な食事をする、清潔を保つなどの日常生活のことがほとんど自分でできない
2級	精神障害であって、日常生活が著しい制限を受けるか、または日常生活に著しい制限を加えることを必要とする程度のもの	常にではないが、人の支援がないと適切な食事をする、清潔を保つなどの日常生活のことができない
3級	精神障害であって、日常生活もしくは社会生活が制限を受けるか、または日常生活もしくは社会生活に制限を加えることを必要とする程度のもの	自発的に食事をとる、清潔を保つなどの行為がある程度できるが、日常生活の援助が必要である

精神障害者保健福祉手帳の申請

市町村の窓口に申請

【必要書類】
・申請書
・診断書、または精神障害による障害年金を受給している場合はその証書等の写し
・本人の写真　など

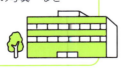

→ **精神保健福祉センターで審査・等級決定**

精神疾患の状態と能力障害の状態の両面から総合的に判断し、1級～3級、非該当を決定

→ 該当の場合 → **手帳の交付**

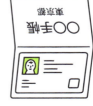

14　精神保健福祉法　169

15 社会参加を支える条約や法律①
障害者権利条約

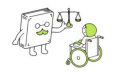

正式名称：障害者の権利に関する条約

▶ 制度の概略

障害者の権利に関する条約（CRPD：Convention on the Rights of Persons with Disabilities、以下「**障害者権利条約**」）は障害のある人々が他の人々と同等に人権と基本的自由を享受できるようにするための国際条約です。2006年の第61回の国連総会で採択され、2008年に発効しました。この条約は、障害者の人権や基本的自由の享有を確保し、障害者の固有の尊厳の尊重を促進するため、障害者の権利の実現のための措置等を規定し、市民的・政治的権利、教育・保健・労働・雇用の権利、社会保障、余暇活動へのアクセスなど、さまざまな分野における取り組みを締約国に対して求めています。日本は、「障害者基本法」の改正（2011（平成23）年）、「障害者の日常生活及び社会生活を総合的に支援する法律」の成立（2012（平成24）年）、「障害を理由とする差別の解消の推進に関する法律」の成立など、さまざまな法制度等の整備を進め、2014（平成26）年に批准しました。

▶ リハビリテーションとの関連

障害者権利条約の第2条では障害者に**合理的配慮**をしないことは差別になるとしています。合理的配慮とは、障害者が社会生活において困ることをなくしていくために、周囲の人々や公共機関、企業などがすべき無理のない範囲での配慮のことをいいます。この条約では障害の捉え方としての**社会モデル**が提唱されています。障害は病気や外傷等から生じる個人の課題であり、治療を必要とするものであるという「医学モデル」に対して、障害は主に社会によってつくられた社会側の障壁の課題であるという、いわゆる「社会モデル」の考え方が随所に反映されています。

障害者権利条約の批准、概要　図

障害者権利条約の批准に向けた国内の法整備

2006	2008	2011	2012	2013	2014
【国連】障害者権利条約の採択	【国連】障害者権利条約が発効	障害者基本法の改正	障害者総合支援法の成立	障害者差別解消法の成立／障害者雇用促進法の改正	批准

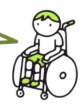

障害者権利条約の主な内容

差別の禁止
障害に基づくあらゆる差別を禁止し、合理的配慮の提供を求めています。合理的配慮とは、障害者が平等に参加できるようにするための合理的な調整や調整措置を指します。

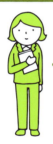

平等な機会の保障
教育、就労、医療、福祉サービスなど、障害者が利用するあらゆる機会において、他者と平等に参加できる権利を保障しています。特に、インクルーシブ教育や障害者の就労支援が強調されています。

自立と社会参加の促進
障害者が地域社会で自立し、積極的に社会に参加できるよう、必要な支援を提供することが求められています。また、障害者が自身の生活に関して意思決定を行う権利を尊重し、その自立を支援することが重要視されています。

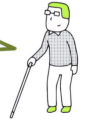

アクセシビリティの確保
物理的な環境、交通機関、情報通信技術など、障害者が利用するあらゆるサービスや施設がアクセス可能であることを保障しています。これにはバリアフリーの建物、公共交通機関、そして障害者に対応した情報提供が含まれます。

15　社会参加を支える条約や法律①　障害者権利条約

16 社会参加を支える条約や法律②
障害者差別解消法

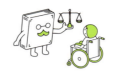

正式名称：障害を理由とする差別解消の推進に関する法律

▶ 制度の概要

　障害を理由とする差別を解消し、障害のある人もない人も平等に生活できる社会づくりを目的とした法律です。本法により、**障害を理由とする不当な差別の禁止**と**合理的配慮の提供**が国や地方団体の義務となり、その後、2021（令和3）年の法改正により民間事業者にも義務化されました（2024（令和6）年4月施行）。合理的配慮の提供とは、障害者のある人が生活する上で妨げとなるさまざまな事柄（**社会的障壁**）について、行政機関や事業者対し何らかの配慮を求めたときに、過度な負担にならない範囲で対応することをいいます。その対応は画一的なものだけではなく、1人ひとりの特徴や場面に応じて、周囲が個別の調整や変更を行うことが求められますが、過重な負担を強いるものではなく、「本来の業務に付随する範囲のもの」とされています。合理的配慮は、あくまで障害のある人が障害のない人と同等の機会を得るためのものだと理解し、求められている配慮と提供できる配慮に差がある場合はその理由を説明し、別の方法を提案するなど、お互いに理解を得るように努めること（**建設的対話**）が大切です。

▶ 障害者差別解消法が禁止する差別的な行為

　障害者差別解消法では、**差別的な行為**について二つの類型に分けて説明しています。「**不当な差別的扱い**」と「**合理的配慮の不提供**」です。このような差別を解消するための取り組みとして、施設や事業者などには次のような配慮が求められています。例えば、施設などを車いすでも移動しやすいよう通路の整備や段差の解消等の工夫をすること、施設の受付等で、聴覚障害のある人に対して筆談や手話など音声以外のコミュニケーションをとる工夫をする、などが挙げられます。

障害者差別解消法の概要　図

障害者差別解消法で示す差別的行為の二つの類型

【不当な差別的取り扱い】
障害を理由として商品やサービスの提供を拒否、制限したり、条件をつけたりすること

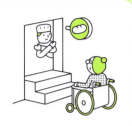

例）
- 商店などで車いすを使用していることを理由に入店を拒否する
- 障害があることを理由に住宅の賃貸を断られる
- 障害者本人を無視して、支援者や介助者にのみに話しかける

【合理的配慮の不提供】
障害がある人が何らかの配慮を求めたのに合理的な配慮がなされなかった場合をいう

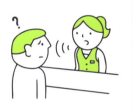

例）
- 役所で聴覚に障害があることを伝えたにもかかわらず、音声でのみ情報を伝えられる
- 駅で視覚に障害のある人が、手の空いている駅員に案内を求めた際に説明をしない

合理的配慮の例

国や自治体で行われている配慮	・段差の解消やスロープの設置 ・説明会や受付などでの手話通訳や筆談、音声ガイドなどの準備 ・情報提供のためのさまざまな情報提供方法やコミュニケーションツールの活用 ・障害者が移動しやすいレイアウト設計
事業所などで行われている配慮	・段差の解消やスロープの設置や入店のための軽い介助 ・大きな文字や写真を活用したメニューやメニューなどの読み上げサービス

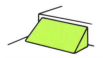

16　社会参加を支える条約や法律②　障害者差別解消法

17 社会参加を支える条約や法律③
バリアフリー新法

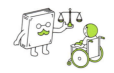

正式名称：高齢者、障害者等の移動等の円滑化の促進に関する法律

▶ 制度の概要

　多くの人が利用する建物をはじめ、道路、駐車場、公園、公共交通機関などで、高齢者や障害者などが負担なく移動できるよう、段差の解消や通路幅の確保などを目指す法律です。公共施設や交通機関を使った移動などの**バリアフリー化**が定められています。建築物のバリアフリー化を目的とした**ハートビル法**と、公共交通機関のバリアフリー化を対象とした**交通バリアフリー法**を統合した法律として創設されました。建造物や交通行政等を管轄する国土交通省の政策として、現在は、対象範囲が公共施設だけでなく民間施設にも広がりました。本法では、高齢者や障害者などが日常生活、社会生活で利用する施設の管理者は、移動などの円滑化のため必要な措置を講じるように努めなければならないと規定されています。具体的にはエレベーターや多目的トイレの設置、スロープの設置など、車いす使用者等の移動に課題のある人々への利便性と安全性を向上させるための基準が設けられています。このバリアフリー化の推進は、国や地方公共団体や施設管理者などが協力して実施することとされています。

▶ リハビリテーションとの関連

　公共の交通機関の事業者に対しては、移動方法の情報提供や旅客支援など、**支援を必要としている人へ移動についての相談等に対応していく義務が強化**されています。本法では、バリアフリー化の推進にあたり**国民、つまり施設や公共交通機関の利用者に対しても、理解と協力の確保を求めています**。高齢者、障害者、乳幼児を同伴する人が円滑に施設や交通機関を利用するために、そのほかの利用者に対し、対象となる人を優先するなどの理解と行動を求めることも定められています。

バリアフリー新法の基準と対象 図

バリアフリー新法が公共施設や公共交通機関の事業者に定める基準

ハード基準（施設設備）

- バリアフリーの設備を設置すること
  （例：段差のある構造においてはスロープまたは昇降機を設置すること）
- バリアフリーとして機能させるために必要最低限の構造をもたせること
  （例：スロープの角度や通路の幅など）

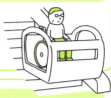

ソフト基準（役務の提供方法）

- 職員などがバリアフリー設備を用いて役務の提供を行うこと
  （例：簡易スロープの設置、リフターなどの操作）
- バリアフリー設備を用いて、運行情報の提供や照度の確保などの提供を行うこと
- バリアフリー設備を用いた役務の提供が可能な体制の確保

バリアフリー基準適合義務の対象となる施設・事業者

公共交通事業者	鉄道事業者・路線バス事業者・福祉タクシー事業者・貸切バス事業者・旅客航路事業者（船舶）・航空運送事業者（旅客機）・航空旅客ターミナル管理者・軌道経営者
建築物	特別特定建築物（病院・ホテル・店舗・特別支援学校・公立小中学校など）
道路	特定道路（円滑化が特に必要な道路を国土交通大臣が指定）
公園施設	特定公園施設（都市公園内の園路、広場、休憩所、駐車場、トイレなど）
路外駐車場	特定路外駐車場（500m²以上の駐車料金を徴収する路外駐車場）

17　社会参加を支える条約や法律③　バリアフリー新法　　175

18 障害者雇用促進法

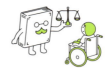

正式名称：障害者の雇用の促進等に関する法律

▶ 制度の概要

障害者の雇用機会を増やし、安定した職場環境の確保を目的として、雇用を増やす方策や事業主、公共機関が守るべき雇用のルール等を定めた法律です。具体的には**職業的リハビリテーション**の促進や一定規模以上の事業主が障害のある人を雇用する義務（**法定雇用率**）等が定められています。本法の**障害者雇用率制度**に基づき、従業員数の一定割合で障害者を雇用することが義務付けられ、法定雇用率未達成の企業は**障害者雇用納付金**を納める義務があります。達成企業には**障害者雇用調整金**や**報奨金**が支払われます。

雇用している障害者の人数や必要な配慮の提供、職場環境の整備など一定の条件を満たし認められた子会社を「**特例子会社**」とし、そこで雇用する労働者を制度上、親会社に雇用されている者とみなすしくみもあります。近年の改正で、障害のある人に対して職場での合理的配慮（仕事の内容や職場環境の調整）を行う義務も定められました。

▶ 障害者の就労支援

障害者雇用促進法の対象は障害者手帳を持つ人だけでなく、何らかの障害が原因で職業生活に長期的な制限を受ける人、職業生活を行うことが著しく困難な人も対象になります。全国の**ハローワーク**や障害者就業・生活支援センターなどが窓口となって、**職業紹介**や**職業訓練**、**合理的配慮などの相談**を受け付けています。職業的リハビリテーションへの取り組みとして、**地域障害者職業センター**が設置され、**適職判定**や相談、**職能訓練**などが実施されています。またハローワークは**障害者就労支援チーム**を設置することができ、障害者就業・生活支援センター、地域障害者職業センター、その他の機関と連携して就職や職場定着の支援を展開しています。

障害者雇用促進法による制度 図

障害者雇用の法定雇用率などの規定

対象事業所	障害者法定雇用率	事業主義務	事業主努力義務
従業員数40人以上	2.5％※	障害者雇用状況の報告	障害者雇用推進者の選任

※2024（令和6）年現在。段階的に引き上げを予定

30時間未満、20時間未満の短時間労働も算定率にカウントできるしくみもあります。

障害者雇用納付金制度

障害者雇用納付金の徴収
1人当たり
月額50,000円

- 常用雇用労働者の総数が100人を超える事業主に、
  ・毎年度、納付金の申告が必要
  ・法定障害者雇用率を達成している場合も申告が必要
  ・法定雇用障害者数を下回っている場合は、申告とともに納付金の納付が必要

 ※2024（令和6）年度現在

↓

独立行政法人
高齢・障害・求職者
雇用支援機構

→ 障害者雇用調整金の支給 1人当たり月額29,000円
→ 報奨金の支給 1人当たり月額21,000円
→ 在宅就業障害者特例調整金の支給
→ 在宅就業障害者特例報奨金の支給
→ 特例給付金の支給
→ 各種助成金の支給

障害者雇用促進法による事業者への働きかけとあわせて、全国のハローワークや障害者就業・生活支援センター、地域障害者職業センターなどが連携して、障害者の就労支援が行われています。

18 障害者雇用促進法　177

索引

あ

アイスマッサージ……………………76, 105
医学的リハビリテーション
　………………………18, 19, 33, 110, 111
維持期……………………………………100, 101
一般雇用……………………………………………28
一般就労…………………………………22, 28, 29
医療的ケア………………………106, 107, 154
医療保険………………………117, 144, 145
インクルーシブ教育……………………24, 25
インクルージョン………………………………8, 9
ウェクスラー記憶検査……………………51, 121
ウェクスラー成人知能検査………………………51
運動器リハビリテーション…………………135
運動障害………………………………………96, 97
運動療法………………38, 70, 98, 100, 102
栄養管理………………52, 53, 78, 102, 103
栄養指導………………………………………52, 53
エド・ロバーツ……………………………………6
嚥下障害……………………………76, 96, 97
嚥下造影検査………………………………37, 104
嚥下内視鏡検査………………………………………37
エンパワメント………………………………10, 11
応用的動作……………………………………40, 41

か

介護給付………………………120, 164, 165
介護福祉………………………………………32, 33
介護保険…………86, 120, 131, 136, 138, 148
改訂長谷川式簡易知能評価スケール……51, 123
回復期………………18, 19, 61, 69, 100, 129
回復期リハビリテーション………18, 128, 129
回復期リハビリテーション病棟
　……………………44, 45, 48, 58, 128
カウンセリング……………………………50, 100

学習障害………………………………166, 167
柏学園………………………………………………4, 5
柏倉松蔵………………………………………………4, 5
活動………………14, 15, 64, 65, 67, 79
活動制限……………………………………15, 69
活動を育む……………12, 13, 64, 68, 69
カットオフ値………………………………122, 123
仮義肢………………………116, 117, 152
感覚障害………………………………………96, 97
環境因子………………14, 15, 79, 90
看護職…………………………………………37, 44
関節可動域訓練………38, 39, 96, 97, 98, 99
完全参加と平等………………………………………8, 9
記憶障害………………………………120, 121
起居動作訓練………………………………38, 39
義肢………………………46, 47, 80, 81
基礎的動作訓練………………………………38, 39
機能訓練指導員……………………………………139
機能障害……………………………………15, 69
基本的日常生活活動……………………66, 67
急性期………………18, 19, 61, 69, 100, 131
急性期リハビリテーション…………126, 127
教育的リハビリテーション……19, 22, 24, 33
共生社会………………………………………………24
居宅サービス………………………148, 149
筋電図検査……………………………………………37
筋力増強訓練………38, 39, 96, 97, 98, 99
苦痛緩和………………………………132, 133
訓練等給付………………120, 164, 165
ケアプラン………………56, 57, 137, 138
軽度認知障害………………………………………122
健康保険………………………………144, 145
言語訓練………………………42, 43, 96, 97
構音訓練………………………………………43, 76
構音障害……………………42, 75, 96, 97
後期高齢者医療制度………………144, 145
高次脳機能訓練………………40, 41, 43
高次脳機能障害………42, 96, 120, 156, 169
更生相談所………………………………………117

交通バリアフリー法 ················· 174
合理的配慮 ········· 24, 150, 166, 170, 172, 176
呼吸器リハビリテーション ················· 134, 135
呼吸リハビリテーション ····· 102, 103, 115, 133
国際疾病分類 ················· 14
国際障害者年 ················· 8, 9, 13
国際障害分類 ················· 14, 15
国際生活機能分類 ····· 14, 78, 79, 126, 127
国民健康保険 ················· 144, 145
個人因子 ················· 14, 15, 79, 90
コンディショニング ················· 102, 103

さ

在宅復帰 ················· 58, 128
最低生活費 ················· 152, 153
差別の禁止 ················· 150, 151, 171, 172
サルコペニア ················· 118, 119
参加制約 ················· 15, 69
視覚障害 ················· 106, 107
視覚障害者生活訓練等指導員 ················· 110, 111
四肢切断 ················· 116
自助具 ················· 72, 73
施設サービス ················· 148, 149
疾患別リハビリテーション ················· 126, 134
失語症 ················· 42, 121
自転車エルゴメータ運動 ····· 100, 101, 102, 103
児童発達支援センター ················· 23, 155
視能矯正 ················· 54, 55
自閉スペクトラム症 ················· 166, 167
社会参加 ················· 68, 112, 171
社会生活力プログラム ················· 20, 21
社会的統合 ················· 12, 13
社会的リハビリテーション
················· 19, 20, 33, 110, 111
社会モデル ········· 90, 150, 151, 170
ジャンヌ・ダルクのリハビリテーション裁判
················· 2, 3
重症心身障害児 ················· 106, 107, 154
終末期 ················· 132, 133

終末期リハビリテーション ················· 132, 133
就労移行支援 ········· 28, 29, 90, 91, 109, 120
就労継続支援（A型・B型） ····· 30, 31, 109, 120
就労支援 ················· 28, 29
就労準備性 ················· 28, 29
就労相談 ················· 90, 91
就労定着支援 ········· 28, 29, 90, 120
主体性回復モデル ················· 131
手段的日常生活活動 ········· 66, 67, 72
手段的日常生活活動訓練 ········· 40, 41, 45
障害児 ················· 22, 24, 154
障害支援区分 ················· 164, 165
障害児通所支援 ················· 23
障害児入所施設 ················· 23, 155
障害者基本法 ················· 150, 151
障害者権利条約 ········· 8, 150, 170
障害者雇用 ················· 28
障害者雇用促進法 ················· 27, 176
障害者雇用納付金 ················· 176, 177
障害者差別解消法 ········· 150, 151, 172, 173
障害者就業・生活支援センター ····· 26, 90, 176
障害者職業センター ················· 26, 27
障害者職業能力開発校 ········· 22, 26, 27, 90, 91
障害者総合支援法
········· 80, 86, 108, 116, 120, 156, 164, 168
障害者の権利に関する条約 ········· 8, 24, 170
小児疾患 ················· 106, 107
障壁 ················· 84, 172
職業訓練 ········· 26, 90, 91, 176
職業準備支援 ················· 90, 91
職業相談 ················· 26
職業的リハビリテーション
········· 19, 26, 27, 28, 30, 33, 110, 111, 176
職業前訓練 ················· 40, 41
ジョブコーチ ········· 26, 90, 91
自立訓練 ················· 109, 165
自立支援医療 ········· 120, 164, 165
自立支援給付 ················· 164, 165
自立生活運動 ················· 6, 7

179

神経筋促通法……………………………38, 39
神経心理学的検査………37, 50, 51, 120, 121
人工内耳……………………………112, 113
心身機能…………………………14, 15, 79
心臓リハビリテーション……………100, 101
心大血管疾患リハビリテーション……134, 135
身体構造…………………………14, 15, 79
身体障害……………………………156, 157
身体障害者手帳………116, 117, 121, 156, 157
心理療法………………………50, 51, 92, 93
遂行機能障害………………………120, 121
ストレングス………………………10, 11
生活介護……………………………109, 165
生活期………………18, 19, 60, 61, 69, 131
生活期リハビリテーション………61, 130, 131
生活自立訓練……………………………26
生活の質………………72, 82, 100, 114
整肢療護園……………………………4
精神科作業療法…………………40, 41, 108
精神科リハビリテーション……………108
精神障害者…………………………109, 168
精神障害者保健福祉手帳……121, 166, 168, 169
世界保健機関（WHO）の定義………12, 13
摂食嚥下……………………………104
摂食嚥下障害………………43, 50, 57
摂食嚥下療法………………………76, 104
染色体異常…………………………106, 107
先進リハビリテーション……………130, 131
全人間的復権………………………32, 33
全米リハビリテーション評議会の定義…12, 13
装具………………………46, 47, 80, 81
装具療法……………………………98, 99
総合的リハビリテーション……………32, 33
相談支援……………………………164, 165
ソーシャル・スキル・トレーニング……20, 21

た

ダイバーシティ……………………………8, 9
高木憲次……………………………5

地域活動支援センター……………30, 31, 109
地域障害者職業センター………90, 91, 176
地域生活支援事業…………………164
地域密着型サービス………………148, 149
地域リハビリテーション………………32
知的障害……………………………158
知的障害者更生相談所………………158, 159
注意欠陥多動性障害………………166, 167
注意障害……………………………120, 121
聴覚障害……………106, 107, 112, 113
通所介護……………………………138, 139
通所リハビリテーション……130, 136, 138, 148
デイケア……………………56, 138, 139
デイサービス………………………138, 139
東京病院附属リハビリテーション学院………5
頭部挙上訓練……………………………77
特殊教育……………………………25
特定疾病……………………………148, 149
特別支援教育……………………………25
トライアル雇用制度……………………29
トレッドミル歩行運動………………100, 101

な

難聴……………………………112, 113
日常生活活動………18, 22, 24, 66, 72
日常生活活動訓練……40, 41, 45, 70, 102, 128
日常生活関連活動…………………66, 67
日本リハビリテーション医学会………4, 12, 68
認知訓練……………………………122
認知行動療法………………92, 93, 108
認知症……………………………122, 123
脳血管疾患等リハビリテーション……………135
脳性麻痺……………………………106, 107
ノーマライゼーション……………………6, 7

は

ハートビル法……………………………174
廃用症候群………………126, 127, 132

発達障害………………… 42, 108, 166, 169
発達障害者支援センター………………… 166, 167
ハビリテーション………………………… 113
バリアフリー………………… 84, 85, 171
ハローワーク………… 26, 27, 90, 91, 176
バンク・ミケルセン………………… 6, 7
ピアサポート…………………… 32, 33
ヒポクラテス…………………… 4, 5
標準失語症検査………………… 51, 121
福祉的就労………… 22, 28, 30, 31
福祉用具………… 72, 73, 86, 87
服薬管理………………… 48, 49
物理療法……… 38, 39, 70, 71, 98, 99, 133
フレイル………………… 118, 119
ブローイング法………………… 76, 77
ベンクト・ニィリエ………………… 6, 7
包摂…………………………… 8, 9
法定雇用率………………… 176, 177
訪問リハビリテーション……… 130, 136, 148
ホームヘルパー………………… 60
歩行訓練……… 38, 39, 45, 88, 89, 96, 110, 111
歩行訓練士………………… 110, 111
補装具………… 24, 164, 165
補聴器………………… 112, 113
本義肢………………… 116, 117

ま

ミニメンタルステート検査……………… 51

ら

リバーミード行動記憶検査…………… 51, 121
リハビリテーション医学………… 68, 69
リハビリテーション医療… 4, 36, 68, 69, 78, 80
リハビリテーション科医………… 36, 37
リハビリテーション科専門医……… 36, 68, 69
リハビリテーション看護………… 82, 83
リハビリテーション看護師………… 44
リハビリテーション工学……… 32, 84, 86, 88

療育………………… 4, 5, 154
療育センター………………… 23
療育手帳………… 121, 158, 159, 166
療養介護………………… 109, 165
リンパドレナージュ………… 115, 133
労災保険………………… 146
ロービジョンケア……… 54, 55, 110, 111
ロコモティブシンドローム……… 118, 119

欧文

ADHD………………… 166, 167
ADL………… 18, 66, 67, 72, 96, 106, 107
ADL訓練…… 40, 41, 45, 70, 71, 102, 103, 128
APDL………………… 66, 67
ASD………………… 166, 167
ATP………………… 64, 65
BADL………………… 66, 67
CRPD………………… 170
HDS-R………………… 51, 123
IADL………… 66, 67, 72
IADL訓練………… 40, 41, 45
ICD………………… 14
ICF………… 14, 15, 79, 126, 127
ICFの生活機能モデル………… 15, 79
ICIDH………………… 14, 15
IL運動………………… 6, 7
LD………………… 166, 167
MCI………………… 122, 123
MMSE………………… 51, 123
QOL………… 72, 82, 100, 114, 130
RBMT………………… 51, 121
Shaker法………………… 76, 77
SLTA………………… 51, 121
SST………………… 21
VE………………… 37
VF………………… 37
WAIS-IV………………… 51
WMS-R………………… 51, 121

執筆者一覧

【編著】

川手 信行 …… 第1章・第4章01～03・第5章05、11
昭和大学医学部リハビリテーション医学講座・主任教授

【著者（執筆順）】

関 勝 …… 第2章
公立大学法人神奈川県立保健福祉大学保健福祉学部・教授

平岡 崇 …… 第3章
川崎医科大学リハビリテーション医学教室・准教授

高橋 忠志 …… 第4章04
東京都立荏原病院リハビリテーション科

渡部 喬之 …… 第4章05
昭和大学藤が丘リハビリテーション病院リハビリテーションセンター

上間 清司 …… 第4章06
武蔵野大学人間科学部人間科学科・講師

木村 百合香 …… 第4章07
昭和大学江東豊洲病院耳鼻咽喉科・教授

勝谷 将史 …… 第4章09
西宮協立リハビリテーション病院リハビリテーション科

石川 ふみよ …… 第4章10
上智大学総合人間科学部看護学科・教授

佐藤 満 …… 第4章11～13
群馬パース大学リハビリテーション学部理学療法学科・教授

小川 浩 …… 第4章14
大妻女子大学人間関係学部人間福祉学科・教授

上田 幸彦 …… 第4章15
沖縄国際大学総合文化学部人間福祉学科・教授

杉山 みづき …… 第5章01、06
昭和大学医学部リハビリテーション医学講座・講師

岩壼 毅 …… 第5章02
昭和大学医学部リハビリテーション医学講座・助教

礒 良崇 …… 第5章03
昭和大学藤が丘病院循環器内科・准教授

屋城 俊洋 …… 第5章04
昭和大学医学部リハビリテーション医学講座・助教

白石 弘巳 …… 第5章07
埼玉県済生会なでしこメンタルクリニック・院長

三輪 まり枝 …… 第5章08
北里大学医療衛生学部・客員准教授（視能訓練士）／埼玉医科大学病院眼科・非常勤講師

城間 将江 …… 第5章09
国際医療福祉大学大学院保健医療学専攻言語聴覚分野・教授

大森 まいこ …… 第5章10
大井中央病院・副院長

飯田 守 …… 第5章11
昭和大学医学部リハビリテーション医学講座・助教

永井 隆士 …… 第5章12
昭和大学医学部リハビリテーション医学講座・准教授

橋本 圭司 …… 第5章13、14
昭和大学医学部リハビリテーション医学講座・客員教授

笠井 史人 …… 第6章01〜05
昭和大学医学部リハビリテーション医学講座・教授

竹中 佐江子 …… 第6章06、07
株式会社リニエR・取締役

菊地 尚久 …… 第7章01〜05
千葉県千葉リハビリテーションセンター・センター長

井上 健朗 …… 第7章06〜18
東京通信大学人間福祉学部・准教授

※2025年4月1日から「昭和大学」は「昭和医科大学」に名称が変更になります

図解でわかる
リハビリテーション

2025年3月15日　発行

編　著　　　川手信行
発行者　　　荘村明彦
発行所　　　中央法規出版株式会社
　　　　　　〒110-0016　東京都台東区台東3-29-1　中央法規ビル
　　　　　　Tel 03(6387)3196
　　　　　　https://www.chuohoki.co.jp/

印刷・製本　　日経印刷株式会社
装幀デザイン　二ノ宮匡（ニクスインク）
DTP　　　　　日経印刷株式会社
装幀イラスト　大野文彰
本文イラスト　大野文彰、堀江篤史

定価はカバーに表示してあります。
ISBN 978-4-8243-0205-2
本書のコピー、スキャン、デジタル化等の無断複製は、著作権法上での例外を除き禁じら
れています。また、本書を代行業者等の第三者に依頼してコピー、スキャン、デジタル化
することは、たとえ個人や家庭内での利用であっても著作権法違反です。
落丁本・乱丁本はお取り替えいたします。
本書の内容に関するご質問については、下記URLから「お問い合わせフォーム」にご入力
いただきますようお願いいたします。
https://www.chuohoki.co.jp/contact/

A205